Somya Tiwari
Jaishree Garg

Técnicas avançadas de diagnóstico em periodontia

Somya Tiwari
Jaishree Garg

Técnicas avançadas de diagnóstico em periodontia

ScienciaScripts

Imprint

Any brand names and product names mentioned in this book are subject to trademark, brand or patent protection and are trademarks or registered trademarks of their respective holders. The use of brand names, product names, common names, trade names, product descriptions etc. even without a particular marking in this work is in no way to be construed to mean that such names may be regarded as unrestricted in respect of trademark and brand protection legislation and could thus be used by anyone.

Cover image: www.ingimage.com

This book is a translation from the original published under ISBN 978-620-8-11683-5.

Publisher:
Sciencia Scripts
is a trademark of
Dodo Books Indian Ocean Ltd. and OmniScriptum S.R.L publishing group

120 High Road, East Finchley, London, N2 9ED, United Kingdom
Str. Armeneasca 28/1, office 1, Chisinau MD-2012, Republic of Moldova, Europe
Printed at: see last page
ISBN: 978-620-8-16002-9

<u>RECONHECIMENTO</u>

Em primeiro lugar, gostaria de agradecer a Deus pelas suas inúmeras bênçãos em todos os empreendimentos da minha vida. Curvo-me perante ele por transformar em luz mesmo as horas mais sombrias.

Devo esta dissertação sobre a biblioteca aos meus queridos pai e mãe, **o Sr. V.S Tiwari** e **a Sra. Alka Tiwari**, que são os meus pilares mais fortes e que me apoiaram em todas as fases da minha vida. Ergueram-me em todas as situações e não há palavras para exprimir o sentimento de gratidão pelos seus incontáveis sacrifícios e orações. Agradeço também ao meu marido, **Dr. Vikal Dubey**, pelo seu apoio constante em todas as minhas realizações.

Gostaria de aproveitar esta agradável oportunidade para expressar a minha sincera gratidão à minha orientadora, **a Dra. Jaishree Garg**, Professora do Departamento de Periodontologia e Implantologia do Instituto de Ciências Dentárias de Bareilly, pelas suas valiosas sugestões, orientação, confiança e encorajamento ao longo de toda a minha sessão académica. Os seus conselhos oportunos e o seu exame meticuloso ajudaram-me a concluir com êxito esta dissertação da biblioteca. Como guia, acreditou sempre em mim e inspirou-me a aprender e a fazer coisas fantásticas.

A minha sincera gratidão ao Chefe do Departamento, **Dr. Rika Singh**, Professor e Chefe do Departamento de Periodontologia e Implantologia, Instituto de Ciências Dentárias, Bareilly, pela sua supervisão constánte, conselhos generosos e sugestões construtivas durante o curso da minha dissertação na biblioteca. A sua cooperação incansável e o seu encorajamento incessante ajudaram-me imenso ao longo do meu curso.

Gostaria também de agradecer à **Dra. Manvi Agarwal**, Professora, à **Dra. Prerna Agarwal**, Leitora, à **Dra. Akanksha Singh**, Leitora, ao **Dr. Ashutosh Agarwal**, Leitor, e à **Dra. Geetika Kumar**, Professora Sénior, do Departamento de Periodontologia e Implantologia do Instituto de Ciências Dentárias de Bareilly. Foram sempre muito prestáveis, disponibilizando o seu precioso tempo para corrigir as discrepâncias. Estou-lhes grato.

Uma instituição é mais conhecida pelo pilar em que se apoia. Um agradecimento obrigado ao **Dr. Satyajith Naik**, Professor e Diretor do Instituto de Ciências Dentárias de Bareilly, que tem prestado um serviço desinteressado e uma orientação impecável para a realização de um excelente trabalho de dissertação na biblioteca. Os meus sinceros agradecimentos a ele.

Os meus imensos agradecimentos aos meus superiores **Dr. Divyata Widhani, Dr. Kavya Khulbe, Dr. Tripti Mohan, Dr. Puru Abbey, Dr. Amrita** e **Dr. Parth Mehra** e aos meus colegas de grupo **Dr. Pragati Rathore, Dr. Aishwarya Kumar, Dr. Indrani Bhardwaj, Dr. Sharmistha Mazumder** e **Dr. Sohini Dingal** que me ajudaram de todas as formas possíveis, sem eles não seria possível. Estou-vos muito grata por me terem sempre encorajado e apoiado. As recordações com eles serão sempre apreciadas.

Gostaria também de agradecer a todos os Técnicos e Assistentes de Laboratório do departamento de Periodontologia por me terem ajudado nesta dissertação da biblioteca.

Dr. Somya Tiwari

Índice

INTRODUÇÃO

As doenças periodontais são doenças humanas prevalentes que compreendem um grupo de condições inflamatórias dos tecidos de suporte dos dentes. Podem ser definidas pelos sinais e sintomas de inflamação gengival e/ou destruição dos tecidos periodontais. O exame periodontal convencional incluía a avaliação da hemorragia à sondagem, da mobilidade, da profundidade de sondagem, da perda de inserção clínica e da destruição do osso alveolar, determinada radiograficamente para avaliar a gravidade da doença. Isto permitiu ao clínico efetuar uma avaliação global rápida do estado periodontal do paciente relativamente à presença ou ausência de doença. Esta informação fornece provas da destruição periodontal passada, bem como da sua extensão e gravidade. No entanto, esta abordagem não fornece qualquer informação sobre a causa da condição ou a suscetibilidade do paciente à doença, se a doença está a progredir, se está em recessão ou se a resposta à terapia será positiva ou negativa[1].

A gestão clínica da doença depende da forma como o médico recolhe os dados do seu doente. Esta informação é obtida a partir de uma anamnese exaustiva, seguida de um exame clínico e radiológico pormenorizado, de estudos laboratoriais e de consultas. Quando completada, esta informação fornece uma base de dados a partir da qual se formam os juízos relativos à etiologia, ao diagnóstico e à terapêutica[2].

A obtenção de uma história clínica e a entrevista de um doente fornecem informações importantes para determinar um diagnóstico e também estabelecem uma base sólida para a relação entre um médico e o doente. Uma máxima comum em medicina, atribuída a William Osler, é: "Escute o seu doente, ele está a dizer-lhe o diagnóstico"[3].

Durante o início dos anos 80, estudos clínicos longitudinais demonstraram que os conceitos há muito defendidos relativamente à história natural da doença periodontal necessitavam de ser alterados. A progressão da periodontite no ser humano não era lenta e constante, mas caracterizada por períodos de exacerbação e remissão, também designados por períodos de atividade e inatividade, respetivamente[4].

As doenças periodontais englobam várias condições clínicas em que o início de um processo inflamatório leva à rutura do aparelho de inserção, à depleção do osso alveolar de suporte e, se não forem tratadas, à eventual perda de dentes. É uma doença prevalente da cavidade oral e é o principal fator de perda de dentes entre os adultos. Recentemente, tem havido um foco crescente na exploração da ligação entre a doença periodontal e condições sistémicas significativas, como as doenças cardiovasculares e as complicações durante a gravidez[5].

A procura dos agentes etiológicos das doenças periodontais começou na Era Dourada da bacteriologia médica (1880 a 1920), quando os agentes etiológicos de muitas infecções bacterianas foram isolados e caracterizados[6].

A compreensão da causa primária da doença periodontal sofreu uma modernização na segunda metade do século XX, particularmente no que respeita ao papel da placa dentária microbiana. Harald Loe e uma equipa de investigadores dinamarqueses realizaram um estudo de "gengivite experimental" com voluntários humanos, demonstrando que a falta de higiene oral resultava na acumulação de placa dentária e no aparecimento de inflamação gengival, clinicamente diagnosticada como gengivite. No entanto, ao melhorar posteriormente a higiene oral e remover a placa dentária, a inflamação diminuiu, levando à restauração da saúde gengival[7].

A identificação dos agentes patogénicos bacterianos nas doenças periodontais tem sido difícil devido a uma série de factores. O microbiota periodontal é uma comunidade complexa de microorganismos. Muitos dos quais são ainda difíceis ou impossíveis de isolar em laboratório. Atualmente, é evidente que várias espécies que funcionam como agentes patogénicos num local podem também estar presentes em número reduzido em locais saudáveis. Os avanços tecnológicos no domínio das sondas enzimáticas imunológicas e de ADN recombinante melhoraram a capacidade de detetar bactérias específicas e os seus produtos, que servem de marcadores de doenças em curso ou de indicadores de doenças futuras. [8]

Os ensaios actuais para a deteção de agentes patogénicos periodontais têm origens diversas. Um grupo de ensaios foi útil em estudos clínicos da doença periodontal e demonstrou correlação com a medição clínica do nível de fixação. Exemplos destes incluem a cultura bacteriana, a microscopia de imunofluroscência e os ensaios de imunoabsorção enzimática. Outra categoria foi desenvolvida para a deteção de agentes patogénicos microbianos. Estes incluem os ensaios de sondas de ácidos nucleicos e a reação em cadeia da polimerase. A terceira categoria de ensaios inclui os testes que foram desenvolvidos especificamente para os agentes patogénicos periodontais devido às suas propriedades peculiares. Por exemplo, B.A.N.A.

Com a evolução dos raios X, as radiografias dentárias de rotina tornaram-se uma ajuda valiosa no diagnóstico do processo de doença, que envolvia a perda de osso, mas cedo se reconheceu que a distorção causada pela colocação não padronizada da película impedia a precisão da radiografia dentária para avaliar a perda óssea. Para padronizar a avaliação radiográfica, as radiografias foram obtidas num plano constante e reproduzível através de suportes de película. Foram também desenvolvidos métodos de diagnóstico alternativos para as estruturas ósseas alveolares marginais. As ortopentamografias e as xeroradiografias foram introduzidas como um interesse na identificação de locais de doença inflamatória ativa. A radiografia computorizada e de subtração forneceu ferramentas para uma avaliação radiográfica muito mais sofisticada das alterações ósseas marginais, que são mais específicas e sensíveis[9].

Estas novas tecnologias de diagnóstico podem ser capazes de fornecer ao médico dentista ferramentas poderosas que podem ajudar na identificação precoce da doença periodontal e também ajudar na identificação de pessoas ou locais com maior suscetibilidade à rutura dos tecidos periodontais, o que, por sua vez, melhora a previsibilidade e o resultado da terapia periodontal.

PRINCÍPIOS DE DIAGNÓSTICO

Diagnóstico: O diagnóstico periodontal consiste na análise da história do caso e na avaliação dos sinais e sintomas clínicos, bem como no resultado de vários testes, ou seja, avaliação por sondagem, avaliação da mobilidade, radiografias, análises ao sangue e biópsias para identificar o problema do doente. O diagnóstico periodontal deve determinar se a doença está presente, identificar o seu tipo e permitir compreender os processos subjacentes e a sua causa. Os testes de diagnóstico são avaliados em termos da sua sensibilidade e especificidade.

A especificidade refere-se à capacidade de um teste ou observação para diferenciar claramente uma doença de outra. É definida como a percentagem ou proporção de indivíduos (ou locais) com doença verdadeiramente ausente que tem um teste negativo. Um teste específico é aquele em que um resultado positivo indica que a doença é provável (ou seja, ausência de resultados falsos positivos).

A sensibilidade refere-se à capacidade de um teste ou observação para detetar a doença sempre que esta está presente. É definida como a % ou proporção de indivíduos (ou locais) com doença verdadeiramente presente que têm um teste positivo. Um teste sensível é aquele em que um resultado negativo significa que a doença é improvável (ou seja, ausência de resultados falsos negativos)

O valor preditivo refere-se à probabilidade de o resultado do teste (ou seja, a proporção de resultados positivos e negativos verdadeiros combinados) estar de acordo com o estado da doença. O valor preditivo positivo determina a probabilidade de doença num sujeito ou locais com resultados de teste positivos. O valor preditivo negativo determina a probabilidade de uma situação clínica saudável na presença de resultados de teste negativos.

Utilização clínica do teste preditivo: Se fosse desenvolvido um teste preditivo fiável, este poderia prever a atividade futura da doença periodontal e, assim, permitir o tratamento específico do local. Para tal, o marcador deve ter correlações estatisticamente significativas com o tempo de perda de inserção confirmado. Deveria também ter valores preditivos positivos e negativos muito elevados em testes de diagnóstico utilizando tabelas de contingência 2x2. São também desejáveis estudos multicêntricos. Apenas os marcadores com estas credenciais devem ser utilizados na prática clínica e podem ser utilizados pelas razões abaixo indicadas:

- Para ajudar a prevenir doenças destrutivas.
- Para ajudar a prevenir a doença progressiva.
- Identificar os doentes de alto risco.
- Para ajudar a monitorizar o efeito do tratamento periodontal.

Um teste periodontal também poderia ser utilizado para prevenir a progressão da doença periodontal se os locais dos dentes com perda de inserção anterior fossem testados regularmente. No entanto, ainda seria possível que a progressão ocorresse entre as visitas de teste[9].

Alguns testes de diagnóstico podem ser capazes de identificar doentes de alto risco, utilizando valores médios do marcador para a boca em vários locais. Para tal, são necessários estudos longitudinais que tenham demonstrado valores médios estatisticamente superiores para o marcador em doentes com perda de inserção. Um teste poderia também ajudar a monitorizar o tratamento periodontal, uma vez que o seu nível deveria diminuir se o tratamento fosse bem sucedido. No entanto, como a doença periodontal é específica do local e a sua progressão pode ser episódica, é difícil determinar qual o local a testar e quando o fazer. Por conseguinte, esta questão será sempre um problema, exigindo um bom julgamento clínico.

O padrão de ouro no diagnóstico periodontal refere-se normalmente a medidas clínicas ou radiográficas da progressão da doença (perda de inserção ou perda de osso alveolar).

Avaliação clínica ideal de um teste de diagnóstico: Uma comparação cega entre o teste e o padrão de ouro. O padrão deve ser aceitável para o clínico.

1. Sensibilidade, especificidade e valores preditivos e o impacto da prevalência da doença nos valores preditivos.
2. Capacidade do teste para avaliar casos ligeiros ou equívocos de doenças.
3. Reprodutibilidade dos resultados.
4. Os valores que reflectem os intervalos normais ou o estado de saúde devem ser definidos de forma sensata.
5. Deve ser esclarecido se o teste é utilizado como parte de uma sequência de testes e qual a sua contribuição para o diagnóstico final.
6. Interpretação de resultados divergentes.
7. Consequências dos resultados falsos positivos e falsos negativos.
8. Determinação dos resultados da utilização do teste para alterar a terapia ou o prognóstico dos dentes afectados

A utilização de testes de diagnóstico e avaliações de risco ajudam no diagnóstico clínico e facilitam o rastreio de indivíduos assintomáticos. Juntamente com os achados clínicos e a história dentária, estas avaliações podem ajudar a determinar a necessidade de terapia. Assim, a compreensão dos testes de diagnóstico e da avaliação de risco é importante para garantir a obtenção de um diagnóstico adequado. O tratamento pode então ser adaptado às necessidades individuais de cada paciente[10].

LIMITAÇÕES DO DIAGNÓSTICO PERIODONTAL
CONVENCIONAL

1. Diagnóstico clínico
a) Sondas periodontais convencionais
b) Sondas periodontais automatizadas
c) Sondas periodontais computorizadas
d) Teste de periósteo

2. Diagnóstico radiográfico
a) Xeroradiografia
b) Absorciometria com iodo 125
c) Análise fotodensitométrica
d) Radiografia de subtração assistida por computador
e) Análise desitométrica de imagens assistida por computador (CADIA)

3. Diagnóstico microbiológico
a) Ensaios imunológicos
b) Microscopia de imunofluroscência.
c) Aglutinação do látex.
d) Citometria de fluxo.
e) E.L.I.S.A

4. Auxiliares de diagnóstico enzimáticos
a) B.A.N.A.

5. Ensaios imunológicos

6. Ensaios bioquímicos

AVANÇOS NO DIAGNÓSTICO CLÍNICO

A avaliação das caraterísticas clínicas da doença periodontal envolve o reconhecimento de:

A. SINAIS DE INFLAMAÇÃO

B. DANOS NOS TECIDOS PERIODONTAIS

A. SINAIS DE INFLAMAÇÃO:

1. Hemorragia gengival:

Embora os sinais clínicos da gengivite consistam em alterações na cor e na textura, pode haver uma alteração subjacente sem sintomas correspondentes. Vários estudos demonstraram que o sangramento gengival é um indicador clínico sensível de inflamação gengival precoce.

O sangramento gengival como indicador de inflamação tem a vantagem clínica de ser mais objetivo, porque as alterações de cor requerem uma estimativa subjectiva.

A hemorragia gengival é um bom indicador da presença de uma lesão inflamatória no tecido conjuntivo na base do sulco e a gravidade da hemorragia aumenta com o aumento do tamanho do infiltrado inflamatório.

Lang et al (1986), no seu estudo, referiu que os locais que sangravam à sondagem em várias visitas tinham uma maior probabilidade de perder a ligação do que os que sangravam numa visita ou não sangravam, o que está relacionado com a força de sondagem.

2. Medição do fluxo do GCF:

Outro método para avaliar o grau de inflamação gengival é a medição do fluxo do fluido crevicular gengival. Estudos demonstraram uma elevada correlação entre sinais clínicos e histológicos de gengivite e quantidades aumentadas de fluxo do FGC.

a) O GCF pode ser recolhido utilizando tubos micro capilares calibrados e colocando tiras de papel de filtro na entrada ou na fenda e medindo a quantidade de fluido absorvido pelo papel de filtro.

b) No caso do papel de filtro, a medição é feita pelo método da área de Ninidrina ou por um dispositivo eletrónico, o Periotron 6000, que fornece uma quantificação precisa de pequenos volumes de fluido gengival sob a forma de leitura digital.

O instrumento eletrónico Periotron mede o efeito no fluxo de corrente eléctrica das tiras de papel humedecidas (Perio-paper). Tem duas "mandíbulas" metálicas, que funcionam como placas de um condensador elétrico. Se for colocada uma tira seca entre as mandíbulas, a capacitância é traduzida através do circuito elétrico e regista "Zero" na leitura digital. Uma tira húmida aumentará a capacitância proporcionalmente ao volume de fluido e isto pode ser medido como um valor aumentado na leitura. A técnica é rápida e não tem qualquer efeito percetível na amostra de GCF.3 modos de periotron -> 600, 6000 e 8000 e cada um deles demonstrou ser um meio eficaz de medir o volume de fluido recolhido em tiras de papel de filtro. As limitações do periotron são a sua incapacidade de medir volumes de GCF superiores a 1µl. O periotron 8000, mais recente, tem uma gama mais ampla, especialmente se for utilizada a "escala Sialo", normalmente reservada para o seu papel de sialómetro.

3. Temperatura gengival:

Estudos demonstraram que lesões suspeitas de periodontite ativa podem criar elevações mensuráveis na temperatura sulcular. Recentemente, foram desenvolvidos instrumentos que medem a temperatura dos tecidos gengivais. Kung et al afirmam que estas sondas térmicas são dispositivos de diagnóstico sensíveis para medir alterações inflamatórias precoces nos tecidos gengivais.

A sonda Periotemp detecta diferenças de temperatura de bolsa de $0,1°$ C em relação a uma temperatura subgengival de referência. As diferenças de temperatura individuais são comparadas com o ião. As bolsas com temperaturas mais elevadas são sinalizadas com um díodo emissor de luz vermelha.

Haffajee et al utilizaram esta sonda para avaliar a sua previsibilidade na identificação da perda de ligação, concluindo que os locais com uma indicação de temperatura vermelha (mais elevada) apresentavam mais do dobro do risco de perda de ligação futura do que aqueles com uma indicação verde.

B. DANOS NOS TECIDOS PERIODONTAIS:

Os danos no tecido periodontal também podem ser avaliados em termos de perda de tecido conjuntivo através de uma sonda periodontal. Simonton e Bor foram dos primeiros a defender a utilização de sondas calibradas para medir e documentar a extensão do descolamento do tecido periodontal.[1]

Sondagem periodontal:

A sonda periodontal é o instrumento de diagnóstico mais utilizado para a avaliação clínica da destruição do tecido conjuntivo na periodontite. O aumento da profundidade de sondagem e a perda de ligação clínica são patognomónicos da periodontite. Por conseguinte, a sondagem de bolsas é um procedimento crítico no diagnóstico do periodonto e na avaliação da terapia periodontal. A redução da profundidade de sondagem e o ganho de inserção clínica são os principais critérios clínicos utilizados para determinar o sucesso do tratamento.

Limitações da sonda periodontal padrão:
- Falta de sensibilidade e reprodutibilidade das medições
- A disparidade entre as medições depende da técnica de sondagem, da força de sondagem, do tamanho da sonda, do ângulo de inserção da sonda, da precisão da

calibração da sonda e do grau de inflamação do tecido.
* Todas estas variáveis contribuem para os grandes desvios padrão (0,5 - 1,3 mm)
  nos resultados clínicos da sondagem, o que dificulta a deteção de pequenas
  alterações.

Foram desenvolvidos e testados diferentes protótipos de sondas para ultrapassar
estas limitações. O desenvolvimento de sondas sensíveis à pressão, que têm uma pressão
de inserção padronizada e controlada, resolveu o problema da variação da força de
sondagem. A normalização das pontas das sondas (menos de 1 mm) e a utilização de
stents de registo para manter angulações de sondagem reprodutíveis foram utilizadas para
ultrapassar as fontes de erro. Além disso, as técnicas actuais de leitura e armazenamento
de dados são imprecisas e demoradas. Isto resultou no desenvolvimento de novos
sistemas de sondagem periodontal.

Cinco gerações de sondas periodontais:
* *1ˢᵗ generation (manual probes)* - instrumento clínico habitual; uma sonda fina e
  cónica marcada em milímetros. As várias sondas periodontais concebidas incluem
  as sondas periodontais de William, a sonda Goldman-fox, a sonda O da
  Universidade de Michigan, a sonda Marquis M-I, a sonda Nabers, a sonda LL 20,
  etc.

* *2ⁿᵈ generation (Constant force Probe)* - Como acima, mas com uma mola ou
  corte eletrónico quando a força apropriada é atingida. Utiliza forças controladas
  que incluem sondas sensíveis à pressão. Por exemplo, a sonda Vine Valley, a
  sonda Viva Care TPS.
* *3ʳᵈ generation (Automated probes)* - Quando a sonda é colocada com a força
  especificada, é ativado um dispositivo de captura de dados computorizado que lê
  as medições com precisão. Por exemplo, a sonda Florida, a sonda de disco Florida,
  a sonda Toronto, a sonda Foster miller (sonda Alabama) e a sonda inter.
* *4ᵗʰ generation (3 dimensional probes)* - Atualmente em desenvolvimento.
  Destinam-se a registar posições sequenciais da sonda ao longo de um sulco
  gengival.
* *5ᵗʰ generation (Non invasive 3 dimensional probe)* - Adiciona ultra-sons ou outro
  dispositivo a uma sonda de 4ᵗʰ generation.

2ᴺᴰ GERAÇÃO OU SONDAS SENSÍVEIS À PRESSÃO:

Para eliminar a distorção resultante de uma pressão de sondagem diferente, foram
introduzidas estas 2ⁿᵈ sondas de geração. Gabuthuler e Hassle (1971), num estudo,
desenvolveram a primeira sonda sensível à pressão. O instrumento utilizava um sensor
de pressão piezoelétrico em miniatura montado numa sonda periodontal padrão e ligado
por cabos a um amplificador e a um dinamógrafo. Concluíram que a técnica de sondagem
parece ser mais importante do que a força na determinação das medições de profundidade.

Em 1978, foi desenvolvida por Van der vilden e De vries uma sonda sensível à pressão. O instrumento era constituído por um cilindro e um pistão ligados a um sistema de pressão de ar. A extremidade de trabalho do terceiro instrumento era constituída por um tubo metálico de 1 mm de diâmetro dobrado num ângulo de 130°. No interior deste tubo encontrava-se um êmbolo metálico de 0,63 mm de diâmetro que se movia livremente com um mínimo de fricção interna. O movimento do êmbolo por meio de um fio activava o pistão no interior do punho da sonda, de modo a que a distância a que o êmbolo saía do tubo pudesse ser lida numa escala milimétrica. Durante a sondagem, o êmbolo só podia sair da posição de extrusão máxima quando as forças de sondagem excediam a força pré-determinada que actuava na ponta destes instrumentos.

Sonda de Vine Valley:

Uma sonda sensível à pressão, introduzida por Polson et al (1980). Permitia o controlo da pressão de inserção e a utilização de diferentes tipos de pontas de sonda. O instrumento permitia ao operador controlar a força de pressão numa gama de sensibilidade de 5 a 100 gramas. A sonda eletrónica era composta por duas partes, uma peça de mão e uma caixa de controlo. A peça de mão permitia a colocação da sonda periodontal esterilizada no encaixe na parte da frente da peça de mão, enquanto a caixa de controlo eletrónico permitia ao examinador definir a força de sondagem, enquanto o operador inseria a sonda, aumentando a pressão até ser ouvido o sinal sonoro da caixa central, indicando que a força predefinida tinha sido atingida. medida que o operador aumenta a força, esta é aplicada ao longo da fenda, de modo a opor-se às forças electromagnéticas que mantêm a fenda fechada. Quando a força de sondagem é suficientemente forte, supera as forças magnéticas, abrindo o espaço de ar e fechando um pequeno contacto elétrico que faz com que o indicador sonoro emita um som. A força de sondagem aplicada à qual o espaço de ar se abrirá e o sinal sonoro será ouvido é determinada pela corrente que passa através da bobina electromagnética.

Sonda de ponta Viva Care (vivadent):

Possui uma esfera de sondagem descartável. A ponta da sonda foi concebida como um hemisfério com um diâmetro de 0,5 mm e um rebordo que rodeia a parte lateral da esfera, o que ajuda a detetar a junção cementária, o cálculo, as irregularidades da forma da raiz e as saliências. A ponta da sonda de sondagem controlada foi fornecida utilizando um paralelogramo. A sonda tem um guia visual, uma escala deslizante onde duas marcas se encontram com o aumento da força e, uma vez alinhada, quando a força adequada de 20 gm é atingida.

Critérios definidos pelo National Institute of Dental & Craniofacial Research (NIDCR) para ultrapassar as limitações da sondagem periodontal convencional:

Limitations	Conventional probing	NIDCR criteria
1. Precision	1 mm	0.1 mm
2. Range	12 mm	10 mm
3. Probing force	Non standardized	Constant & standardized
4. Applicability	Non invasive and easy to use	Non invasive, light, weight and easy to use
5. Reach	Easy to access any location around all teeth	⟶
6. Angulation	Subjective	A guidance system to ensure proper angulations.
7. Security	Easily sterilized	complete sterilization of all portions entering the month
8. Read out	Depending on voice dictations and recording in writing	Direct electronic reading and digital output.

Seguindo estas diretrizes, Gibbs et al (1988) desenvolveram o *sistema de sondas da Florida.*

- Este sistema de sonda automatizado é composto por uma peça de mão de sonda, leitura digital, interrutor de pé, interface de computador e computador.

- A extremidade da sonda tem 0,4 mm de diâmetro.

- A ponta da sonda alterna através de uma manga e o bordo da manga fornece uma referência através da qual são efectuadas as medições.

- Estas medições são feitas eletronicamente e transferidas automaticamente para o computador quando o interrutor de pé é premido.

- A sonda Florida combina as vantagens da força de sondagem constante com medições electrónicas precisas e armazenamento de dados em computador, eliminando assim os potenciais erros associados à leitura visual e eliminando também a necessidade de um assistente para registar a medição[11].

Limitações:

- Os elementos de sondagem carecem de sensibilidade tátil, principalmente devido ao seu movimento independente, o que obriga o operador a pré-determinar um ponto e ângulo de inserção.
- A utilização de uma definição de força fixa em toda a boca, independentemente do local ou do estado de inflamação, pode gerar medições imprecisas ou o desconforto dos doentes.
- Subestimação das profundidades de sondagem profunda pela sonda automatizada.

Magnusson (1988) comparou as medições da sonda Florida com as medições da sonda padrão e concluiu que a reprodutibilidade das medições da profundidade da bolsa obtidas com a sonda eletrónica era significativamente superior à reprodutibilidade das medições obtidas com uma sonda padrão. Não houve diferença no consumo de tempo entre os dois métodos; no entanto, os dados da sonda eletrónica são introduzidos automaticamente no computador, eliminando assim a necessidade de um assistente para registar as medições.

O estudo de Low (1989) comparou dois modelos da sonda de Florida: *o modelo de stent e o novo modelo de disco*. As duas sondas são semelhantes em termos de conceção (ambas têm um diâmetro de ponta de sonda de 0,4 mm e são predefinidas para uma força constante de 25 g), mas diferem na forma como assentam num ponto de referência fixo. A ponta da sonda do modelo de stent passa através de uma manga metálica, que tem um colar de 1 mm que assenta no bordo de um stent vacuform fabricado. O modelo de disco tem um disco metálico com 11 mm de diâmetro que assenta no bordo oclusal / incisal do dente. Ambos estão ligados a um leitor digital.

Quando a ponta da sonda está corretamente alinhada com o dente e o colar ou disco é colocado no respetivo ponto de referência fixo, um reóstato ativado por pedal é premido para introduzir automaticamente as medições (até 0,1 mm) num computador.

Sonda de disco da Florida:

Trata-se de uma versão modificada da sonda Florida que oferece a capacidade de medir os níveis de fixação relativamente à superfície oclusal sem utilização de stent.

O estudo Low para comparar os modelos de sonda stent e de disco consistiu em duas fases. Na primeira fase, 10 crânios humanos foram sondados, primeiro com a sonda stent e depois com a sonda de disco, dois examinadores mediram seis locais à volta de cada dente em cada crânio durante uma sessão e repetiram as medições numa segunda sessão. 7-10 dias mais tarde, todas as medições foram efectuadas com a ponta da sonda paralela ao longo eixo do dente nas áreas vestibular média e lingual média a partir do aspeto vestibular e lingual.

Na segunda fase, o mesmo protocolo foi utilizado para sondar quatro indivíduos humanos com periodontite precoce a moderada. Tal como anteriormente, 2 examinadores mediram 6 locais à volta de cada dente, 1st com a sonda stent e depois com o disco. Após 7-10 dias, os indivíduos regressaram e as medições foram reexaminadas. Isto envolveu uma média de 5/192 locais de sonda de stent e 10/192 locais de sonda de disco.

Samuel e Griffith et al (1997) compararam a exatidão e a reprodutibilidade de sondas periodontais automatizadas e convencionais. Este estudo in vitro mostra que as sondas automatizadas oferecem maior exatidão do que as sondas convencionais e que as sondas de stent e disco da Florida se comparam bem com as sondas convencionais em termos de reprodutibilidade.

Reddy et al (1997) compararam medições manuais e controladas do nível de fixação de força utilizando a sonda Florida e a sonda North Carolina. Este estudo comparou o erro intraexaminador e interexaminador de duas sondas de força constante com a leitura de uma sonda manual convencional. Os resultados indicam que tanto as sondas de força manual como as de força controlada podem fornecer medições com menos de 1 mm de erro; no entanto, a calibração individual dos examinadores continua a ser importante para a redução do erro.

Sonda Inter:

Este sistema é composto por uma unidade de controlo, 2 cartões de memória, peça de mão, relatório, impressora matricial, interruptor de pé, formulários de fichas, pontas de sonda descartáveis, panfletos informativos para o doente e todas as fontes de alimentação e acessórios de montagem necessários. No final de um exame com esta sonda eletrónica, o médico pode traçar a ficha do doente, que pode incluir profundidades de sondagem, recessão, perda de fixação, pontos de hemorragia, locais de supuração, envolvimento de furca e mobilidade. A ponta do filamento é inserida no sulco gengival e a bainha de plástico é levada até à altura da margem gengival livre. Durante este movimento, a ponta do filamento desloca-se para a base da bolsa, enquanto o resto do filamento se desloca para a bainha. Um codificador ótico na peça de mão verifica a quantidade de filamento que permanece no sulco, fornecendo a profundidade de sondagem.

Perioprobe comp (PD, internacional AB sueco):

Esta sonda é constituída por uma peça de mão com uma unidade de manga descartável com uma extremidade em forma de bola de 0,5 mm de diâmetro. A peça de mão contém uma mola fechada que controla a pressão de sondagem. A peça de mão está ligada a um computador PC que armazena os dados de cada doente.

Jeffcoat et al (sonda Foster -Miller) descreveram uma nova sonda periodontal eletrónica que pode detetar automaticamente a JCE. A sonda de Jeffcoat forneceu medições altamente reprodutíveis quando testada em cães beagle.

Investigação em Toronto:

Trata-se de uma versão modificada da sonda Florida que oferece capacidade de medição. Esta sonda tem incorporado um dispositivo sensor de inclinação no seu punho, de modo a que possam ser geradas forças de sondagem altamente precisas e reprodutíveis num amplo intervalo de sondagem (10 a 90 gm). Não regista a fixação clínica, mas sim o nível de fixação relativo, utilizando as superfícies oclusais ou incisais dos dentes como ponto de referência fixo.

Os investigadores da Universidade de Toronto também descreveram uma sonda (a sonda automatizada de Toronto) que, tal como a sonda de Florida, utiliza a superfície oclusal- incisal para medir os níveis de ligação clínica relativa. O sulco é sondado com um fio de titânio de níquel de 0,5 mm que é estendido sob pressão de ar. Controla as discrepâncias angulares através de um sensor de inclinação de mercúrio que limita a angulação em + 30 graus, mas requer um posicionamento reprodutível da cabeça do paciente e não consegue medir facilmente 2nd ou 3rd molares.

Sonda Alabana:
A sua caraterística única é que pode detetar automaticamente a posição da JCE e, assim, registar o nível de fixação clínica.

Desvantagens das sondas de força controladas automaticamente:
Todas as sondas automatizadas têm principalmente dois inconvenientes.

- Diminuição do sentido tátil do operador.

- Aumento do desconforto do doente.

A deteção visual de sinais clínicos de destruição dos tecidos, para além da avaliação radiográfica da perda óssea e da medição da perda de aderência clínica, pode ser notada por rotina durante o exame periodontal. Estes incluem,

1. Morfologia gengival alterada (cratera, embotamento da gengiva marginal, perda da papila gengival, margem gengival espessa e fibrótica).
2. Recessão gengival que indica perda de ligação.
3. Migração dentária como consequência de um suporte periodontal severo.
4. Envolvimento da furca em dentes multirradiculares.
5. Mobilidade dentária que pode ser causada por uma variedade de factores, - movimento dentário ortodôntico, aumento da carga de fricção no periodonto, discrepâncias oclusais, perda de osso alveolar secundária a problemas endodônticos.

Sonda periodontal Doppler a laser:
Foi desenvolvida uma sonda periodontal laser Doppler reprodutível e sensível para a medição do fluxo sanguíneo gengival, que é suficientemente sensível para detetar alterações vasculares associadas a traumatismos provocados pela colocação da sonda. Na prática, a extensão da mobilidade dentária é, na maioria das vezes, classificada

subjetivamente numa escala de 1-3. No entanto, esta classificação é subjectiva.

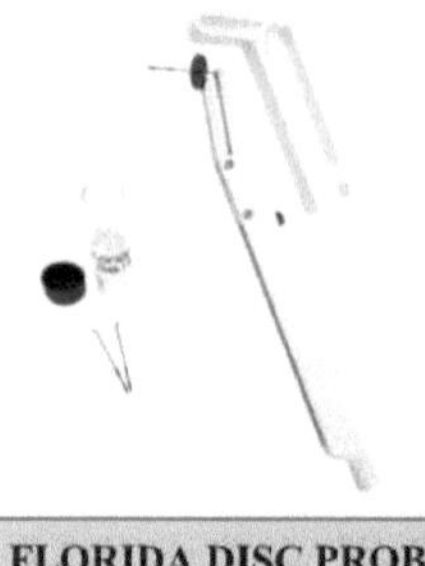

FLORIDA DISC PROBE

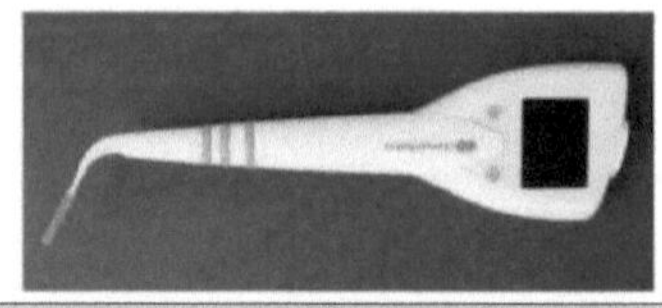

TORONTO AUTOMATED PROBE

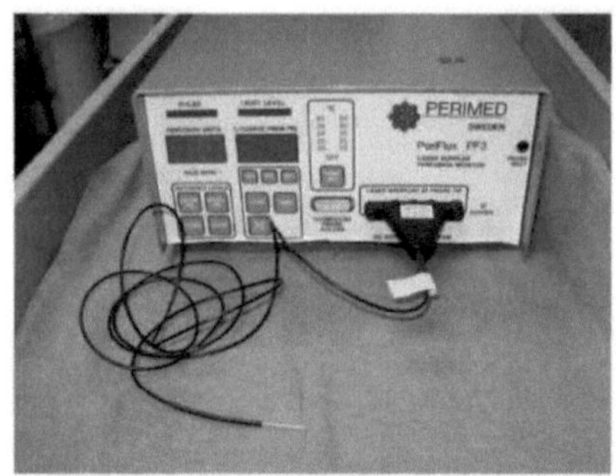

LASER DOPPLER PROBE

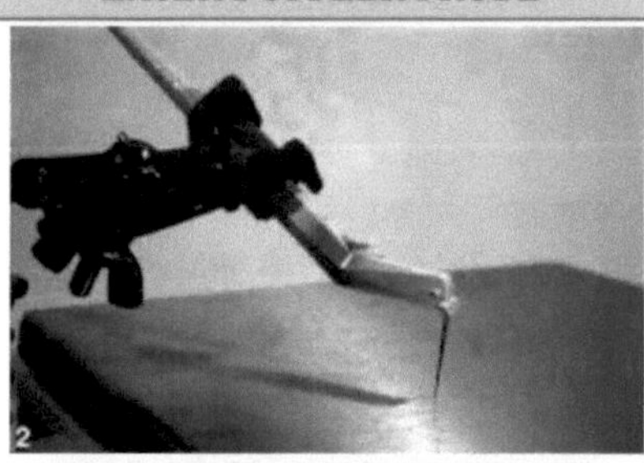

VIVA CARE TIP PROBE

DETECÇÃO DA MOBILIDADE DENTÁRIA:

A medição da mobilidade dentária é importante para avaliar a condição do periodonto em estudos orientados para a investigação e para o diagnóstico e planeamento do tratamento.

Perioteste:

O dispositivo Periotest mede dinamicamente a reação do periodonto a uma força de percussão definida aplicada ao dente, produzida por um dispositivo de batimento. Está ligado por uma mesa a uma unidade que controla as funções e analisa as medições. Uma haste metálica alojada no interior da peça de mão, a cabeça de roscar é acelerada a uma velocidade atual de 0,2 m/s e mantida a uma velocidade constante por compensação da influência do atrito e da gravitação. No momento do impacto, o dente é ligeiramente deformado e a cabeça de roscar é desacelerada. O tempo de contacto entre a cabeça de roscar e o dente varia entre 0,3 e 2 ms (mili segundos). O tempo de contacto é mais curto para os dentes cuja capacidade de alteração do periodonto é maior e que são menos móveis. A cabeça de roscar é recolhida electromagneticamente na peça de mão. Em 4 segundos, são aplicados 16 impulsos de batimento definidos com exatidão no dente e 10.000 sinais de desaceleração são registados e analisados pela unidade de medição. As medições inválidas são reconhecidas como tal e eliminadas.

A mais recente tecnologia para a medição da mobilidade dentária é o LASER. O método de reflexão a laser é uma nova técnica que permite a medição e a observação precisas e sem contacto da mobilidade dentária, bem como do movimento dentário. A mobilidade horizontal dos dentes pode ser medida utilizando um periodontómetro ou um mobilómetro, ambos dispositivos electrónicos para a medição precisa da mobilidade dos dentes.

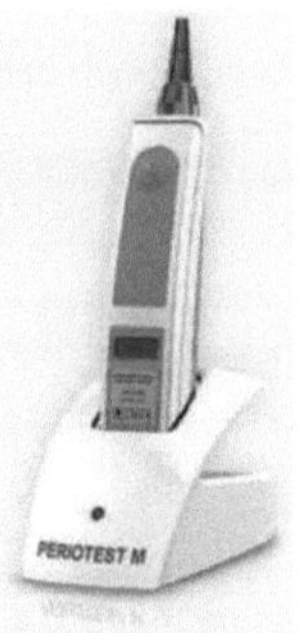

AVALIAÇÃO RADIOGRÁFICA AVANÇADA

As radiografias dentárias são utilizadas para o diagnóstico e planeamento do tratamento e geralmente fornecem informações adequadas para toda a fase de tratamento do paciente. São o método tradicional utilizado para avaliar a destruição do osso alveolar associada à periodontite. Embora as radiografias não possam refletir com precisão a morfologia óssea vestibular e lingual, fornecem informações úteis sobre os níveis ósseos interproximais. Além disso, fornecem informações sobre a extensão da perda óssea alveolar, a anatomia da raiz, o comprimento da raiz, a proximidade da raiz com os dentes adjacentes e outras estruturas anatómicas, a gravidade do envolvimento da furca e a presença de lesões periapicais. No entanto, é sabido que devem ser destruídos volumes substanciais de osso alveolar antes de a perda ser detetável nas radiografias, especificamente mais de 30% da massa óssea na crista alveolar deve ser perdida para que uma alteração na altura do osso seja reconhecida nas radiografias. Por conseguinte, as radiografias convencionais são muito específicas, mas carecem de sensibilidade. Este baixo grau de sensibilidade deve-se principalmente à subjetividade da avaliação radiográfica e às fontes de variabilidade inerentes que afectam a técnica das radiografias convencionais, tais como

1. Variações na geometria de projeção.
2. Variações no contraste e na densidade devido a diferenças no processamento da película, na voltagem e nos tempos de exposição.
3. Mascaramento das alterações alveolares por outras estruturas anatómicas.

As variações na geometria da projeção podem ser reduzidas através da utilização de técnicas radiográficas paralelas de cone longo bem padronizadas.

Para padronizar a avaliação radiográfica, as radiografias devem ser obtidas num plano constante e reprodutível, utilizando suportes de película com um molde contendo algum tipo de material de impressão que é colocado numa posição constante num grupo de dentes, e um braço de extensão que pode ser fixado com precisão tanto no suporte de película como no tubo de raios X.

Os sinais clínicos precedem normalmente os sinais radiográficos e fornecem informações de diagnóstico suficientes durante esta fase. A sensibilidade da radiografia para a deteção de alterações ósseas melhora significativamente quando são produzidas imagens de alta qualidade, os parâmetros radiográficos são normalizados e são aplicadas técnicas de processamento digital de imagens. A elevada sensibilidade é particularmente útil para a avaliação dos resultados da terapia regenerativa, em que a deteção precoce de pequenas alterações pode afetar a gestão do doente. As radiografias também fornecem um registo permanente e podem ser utilizadas para comparação com exames futuros.

Métodos de controlo dos erros radiográficos
1. Erros de angulação e de direção dos raios X:

As radiografias normalizadas são geralmente obtidas através de 1 de 3 métodos.

a) A maioria das técnicas de padronização utiliza dispositivos rígidos de montagem intra-oral para a fonte (stents). Os stents acrílicos oclusais fixam fisicamente a geometria entre a película, a superfície oclusal dos dentes e o cone radiográfico.

b) Método de padronização geométrica extra oral utilizando um suporte de cabeça de cefalostato e uma longa distância filme-objeto.

c) Método de retorno de vídeo em tempo real; utiliza uma imagem armazenada do rosto tirada no momento do primeiro gráfico de rádio, antes da exposição de uma segunda radiografia, o sujeito visualiza uma imagem de subtração em tempo real da imagem de referência armazenada e a posição atual do rosto. O sujeito está alinhado quando o monitor tem um aspeto cinzento neutro.

Os algoritmos de matriz de transformação permitem a correção de erros de projeção geométrica planar, como os que ocorrem devido à inclinação da película, sem a necessidade de uma película padronizada. Este método identifica os pontos de referência distintos numa película corretamente angulada e, em seguida, integra a segunda imagem na primeira.

Limitações:
* Permitir a deformação projectiva da imagem em 2 dimensões.
* Identificação de pontos de referência como uma estrutura de forma inconsistente, como molares trifurcados.

1. *Erros devidos aos parâmetros de exposição e ao processamento:*
    * Os parâmetros de exposição da maioria dos aparelhos de radiografia são ajustáveis e devem ser verificados e anotados para cada sujeito.
    * Podem ainda ocorrer pequenos erros devido a flutuações de tensão, mas estes podem ser corrigidos retrospetivamente com algoritmos de correção de contraste.
    * As alterações de contraste devidas ao tempo de revelação, à temperatura dos produtos químicos, à idade dos produtos químicos e às diferenças entre processadores podem dar origem a erros.

No caso de ensaios clínicos de curta duração, guardar todas as películas até à conclusão do ensaio e revelar manualmente as películas com novos produtos químicos, ao mesmo tempo, para garantir um processamento uniforme.

Limitações:
* Não é prático para ensaios longos ou estudos multicêntricos em que o número de filmes pode ser elevado
    * Não permite a repetição de nenhuma das exposições radiográficas e deixa a possibilidade de perda de dados.

Para normalizar as densidades, foram colocadas cunhas de degrau nas radiografias dentárias em regiões não diagnósticas durante a exposição. Após o processamento, o examinador efectua uma leitura microdensitométrica do degrau da cunha e, se estes coincidirem, considera-se que as películas têm o mesmo contraste.

XERORADIOGRAFIA

Trata-se de um sistema de diagnóstico por imagem que utiliza o processo de cópia xerográfica para registar imagens de raios X. O processo de xeroradiografia foi inventado pela primeira vez por Carbon (1938). A primeira utilização em medicina dentária foi efectuada por Stronezak (1963).

As fontes de raios X convencionais são utilizadas na produção de xeroradiografias.

A película é substituída por um fotorreceptor revestido de selénio (placa Xerox) que possui uma carga eletrostática uniformemente distribuída.

A placa foto-recetora é transportada em cassetes à prova de luz especialmente concebidas para aplicações dentárias. O processador xeroradiográfico carrega a placa fotorreceptora e insere-a numa cassete à prova de luz.

Durante uma exposição, os raios X que penetram numa parte do corpo ou num objeto são absorvidos pela superfície da placa de selénio, provocando uma descarga selectiva.

A distribuição e a quantidade de descarga estão relacionadas com a distribuição e a quantidade de radiação que atinge a chapa Xerox e, por conseguinte, a informação no feixe de raios X transmitido é deixada como um padrão de carga na chapa.

A imagem latente é revelada numa imagem visível. Durante a revelação, uma nuvem de partículas de pó carregadas de toner é exposta à chapa e as partículas de pó são atraídas pelo padrão de carga na superfície. Quando a revelação está concluída, a imagem visível é transferida para o papel numa máquina designada por revelador.

Ao contrário das películas convencionais que são visualizadas com luz transmitida, as radiografias xero podem ser visualizadas com luz reflectida ou transmitida.

Vantagens:
- Realce de bordos pronunciado, a propriedade pela qual pequenas estruturas e áreas de diferenças mínimas de densidade se tornam mais visíveis. Assim, ajuda a detetar alterações ósseas iniciais, a avaliar a reparação óssea após a terapia e também ajuda a uma melhor visualização das alturas da crista.
- Uma opção de visualização de imagens positivas e negativas.
- Redução da exposição à radiação.
- Proporciona imagens com maior latitude de exposição.

- Desenvolve imagens secas permanentes em apenas 20 minutos ou menos.
- Não necessita de uma câmara escura para o processamento.
- As placas de selénio podem ser esterilizadas, recarregadas e podem ser utilizadas repetidamente, com um mínimo de 1000 imagens por placa.
- Mais económico e mais barato.
- O equipamento não necessita de instalação fixa.

Desvantagens:
- O avanço inadequado do processador pode causar artefactos de deteção de bordos - dando falsas indicações de cáries dentárias recorrentes.
- Regiões muito grandes ou áreas de osso são melhor visualizadas com radiografias convencionais, uma vez que as películas convencionais têm um contraste de área ampla superior.

Sickles et al (1980) avaliaram o sistema xeroradiográfico intra-oral quanto à sua capacidade de obter imagens de estruturas importantes na interpretação de radiografias periodontais, em pacientes dentários que deram o seu consentimento. Foram feitas projecções de raios X semelhantes numa radiografia de película convencional e em xeroradiografias experimentais. As imagens resultantes foram comparadas visualmente. Em todas as categorias examinadas, a informação fornecida pela xeroradiografia foi igual ou superior à fornecida pela radiografia convencional. A xeroradiografia intra-oral parece ser altamente exacta.

I^{125} ABSORCIOMETRIA

É um método não radiográfico e o método mais sensível para analisar as alterações da massa óssea periodontal. Introduzido por Beranius et al (1962), na medicina dentária. A medição do conteúdo mineral do osso alveolar por este método foi descrita por Henrikson (1967). Baseia-se na absorção pelo osso de um feixe de raios gama de baixa energia proveniente de uma fonte radioactiva.

Dois tipos de absorciometria:
1. Absorciometria de fotão único - através da qual é possível determinar a espessura total do rebordo alveolar, ou seja, o tecido mole coberto.
2. Absorciometria de fotões duplos - que utiliza fotões de duas energias diferentes. Esta técnica não requer qualquer medição da espessura dos tecidos para determinar a massa óssea.

O dispositivo é constituído por uma fonte de I^{125} onde o radionucleótido é concentrado numa resina de permuta iónica encerrada numa blindagem de latão. Uma série de tubos de colimação fornece um feixe de raios X de 1 mm de diâmetro. É utilizada uma escala vernier para um varrimento preciso na direção horizontal e para um reposicionamento preciso. É também constituída por uma placa de montagem.

O I^{125} é colocado intra-oralmente e a radiação da fonte é filtrada para um feixe aproximadamente mono-energético. A intensidade da radiação transmitida através do osso alveolar é registada por um detetor e contador de cintilação de iodeto de sódio que se encontra no exterior da boca.

A posição da fonte I^{125} relativamente a um local do osso alveolar é mantida através de uma tala oclusal de precisão e da leitura numa escala de vernier. O feixe de raios X altamente colimado permite uma medição altamente localizada da massa óssea.

As considerações técnicas limitam a utilização deste sistema em locais posteriores e a natureza do feixe de 1^{125} torna o alinhamento preciso ainda mais crítico do que com outras técnicas.

Para melhorar o estudo da área posterior, principalmente das furcações, foi desenvolvida uma técnica de análise foto densitométrica.

- Técnica mais sensível para analisar a alteração da massa óssea periodontal.
- Foi demonstrado que este método mede a massa óssea com um elevado grau de exatidão e precisão e tem sido utilizado como padrão para comparar a sensibilidade de outras técnicas.

FOTO TÉCNICA DE ANÁLISE DENSITOMÉTRICA

Introduzido por Payot 1987. Baseado na absorção de um feixe de luz pela película radiográfica, que mostra também a imagem de uma escala de alumínio e a transformação das leituras de densidade em milímetros de alumínio equivalente. Isto é realizado por um micro densímetro ligado a um micro computador. A técnica requer uma técnica de paralelização para obter gráficos de rádio precisos e superimponíveis. Permite ao clínico não só detetar e reconhecer variações que não podem ser detectadas por inspeção visual, mas também quantificar as alterações ósseas. Permite estudar a zona posterior da furca.

IMAGEM DIGITAL

A imagiologia digital em medicina dentária é uma alternativa viável à imagiologia com película. Oferece uma série de vantagens em comparação com a película. A eliminação do processamento químico é considerada uma das principais vantagens. A aplicação da tecnologia informática à radiografia permitiu a aquisição, manipulação, armazenamento, recuperação e transmissão de imagens (telerradiografia) e locais remotos num formato digital.

Requer uma série de componentes, incluindo algum tipo de sensor ou detetor eletrónico, um conversor analógico-digital, um computador e um monitor ou uma impressora para visualização da imagem.

O computador é responsável por todos os componentes do sistema de imagiologia digital. Dá instruções ao gerador de raios X para iniciar e parar a exposição, controla o digitalizador, constrói a imagem através de um algoritmo matemático, determina o método de visualização da imagem e assegura o armazenamento e a transmissão dos dados adquiridos.

Existem duas tecnologias disponíveis para a implementação da imagem digital:
1. Utiliza detectores de estado sólido, baseados na tecnologia de dispositivos de carga acoplada (CCD) ou na tecnologia de semicondutores de óxidos metálicos complementares (CMOS). Embora bastante diferentes do ponto de vista técnico, a sua aplicação clínica é muito semelhante. Ambos são sensores rígidos que estão diretamente ligados ao computador.
2. Fósforo fostimulável (PSP).

O detetor mais comum utilizado é o dispositivo de carga acoplada (CCD)

Um CCD consiste num chip de silício puro com uma área ativa que foi dividida numa matriz bidimensional de elementos denominados pixels. Quando a energia electromagnética na gama da luz visível ou dos raios X interage com os pixels de um CCD, é criada uma alteração eléctrica que os pixels são capazes de armazenar da mesma forma que um condensador.

Após a exposição do CCD à radiação, as cargas armazenadas nos pixels individuais são removidas eletronicamente de forma sequencial, criando um sinal de saída analógico cuja tensão é proporcional à carga em cada um dos pixels sucessivamente.

O conversor analógico-digital é utilizado para mudar o sinal analógico de saída do detetor CCD para uma representação numérica, que é reconhecida pelo computador. A radiografia digital pode ser direta ou indireta.

Direto -> a imagem é adquirida por um detetor CCD sensível à energia electromagnética na gama da luz visível ou dos raios X.

Indireta -> utiliza a película radiográfica como recetor de imagem, sendo a imagem digitalizada a partir do sinal de saída de uma câmara de vídeo ou scanner que visualiza a radiografia processada.

I. Direta -> Utiliza placas de imagem fosfóricas fotoestimuláveis (PSPP) ou CCD, com base no conceito de Radio Visio Graphy (RVG). O componente rádio é um gerador de raios X convencional com um temporizador capaz de tempos de exposição muito curtos. O detetor ou recetor de imagem é constituído por um ecrã intensificador de terras raras acoplado opticamente a um CCD de 26 x 17 mm.

- A parte visio converte o sinal de saída do CCD para um formato digital e apresenta a imagem como um monitor.

- A componente gráfica é constituída por uma unidade de armazenamento de dados ligada a uma impressora vídeo.

Vantagens:
* Visualização imediata da imagem sem necessidade de esperar pelo processamento na sala escura.
* A capacidade de manipular a imagem através do aumento do contraste ou da inversão da escala de cinzentos.
* Redução da dose no doente de 60% em comparação com a película E-peed e de 77% em comparação com a película D-speed.

Desvantagem:
* Área de sensor limitada, que só é suficientemente grande para representar 1 ou 2 dentes.
* Diminuição da resolução e do contraste da imagem em comparação com as películas radiográficas.

RADIOGRAFIAS DIGITAIS

Permite a utilização de imagens computorizadas, que podem ser armazenadas, manipuladas e corrigidas para sub ou sobre-exposições. As variações na qualidade da imagem devido a variáveis inerentes à radiografia convencional podem ser reduzidas com a utilização da radiografia intra-oral digital.

As propriedades de imagem são quase iguais às das radiografias convencionais, mas através do armazenamento e processamento digital, a informação de diagnóstico pode ser melhorada.

Redução da dose obtida com esta técnica (1/3 - ½ da redução da dose em comparação com as radiografias convencionais)

Dois sistemas de radiografia digital -> direta e indireta

O método direto utiliza um sensor de dispositivo de carga acoplada (CCD) ligado ao sistema informático através de um cabo de fibra ótica ou outro. Esta radiografia digital direta obtém imagens em tempo real, oferecendo ao médico e ao doente uma melhor visualização do periodonto através da manipulação de imagens e da comparação com imagens previamente armazenadas.

Desvantagens:
* Área de sensor limitada, que é apenas suficientemente grande para representar um ou dois dentes.
* A rigidez do sensor está ligada a um fio, o que torna muito difícil a projeção ideal da imagem através da utilização de suportes de película.

O método indireto (sistema Digora) utiliza uma placa de fósforo luminescente, que é uma película flexível como um sensor de energia de radiação colocado intra-oralmente e exposto a tubos de raios X convencionais. Um scanner a laser lê os dados da placa exposta e revela imagens digitais, que podem ser melhoradas, armazenadas e comparadas com imagens anteriores.

Vantagens:
- Devido à dimensão e flexibilidade da placa, esta é quase idêntica às películas de raios X convencionais. Por conseguinte, pode ser facilmente aplicada uma técnica de paralelização com a utilização de suportes de película.
- Devido à clara vantagem das imagens reais ou quase reais, que podem ser melhoradas, e à importante componente educacional das imagens em linha, apresentadas ao doente, espera-se que a radiografia digital substitua em breve a radiografia convencional na prática diária moderna.

RADIOGRAFIA DE SUBTRACÇÃO DIGITAL

1st aplicado ao domínio médico - Ziedses des plantes 1939.

Introduzida na medicina dentária por Ruttimann et al 1981, Webber et al 1982 e Grondahl et al 1983. A técnica baseia-se na conversão de radiografias em série em imagens digitais.

Para digitalizar uma radiografia, é normalmente tirada uma "fotografia" da radiografia utilizando uma câmara de vídeo sensível a preto e branco. O digitalizador do computador impõe automaticamente uma grelha sobre a radiografia e converte o nível de cinzento da radiografia em cada caixa da grelha num número de zero (preto) a 255 (branco).

As imagens digitais obtidas em série podem então ser sobrepostas e o composto resultante pode ser visualizado num ecrã de vídeo.

As alterações na densidade e/ou volume do osso podem ser detectadas como áreas mais claras (ganho ósseo) ou áreas escuras (perda óssea).

Vantagens:
- Facilita a visualização qualitativa e quantitativa mesmo de pequenas alterações de densidade no osso, removendo da imagem as estruturas anatómicas inalteradas. Isto melhora a deteção de estruturas ósseas com verdadeiras alterações de densidade e melhora significativamente a sensibilidade e a precisão da avaliação.
- Mais útil para determinar se houve perda ou ganho de osso entre os exames periodontais ou se o osso à volta dos implantes dentários está estável.
- A codificação por cores das imagens de subtração melhora a capacidade de detetar perda ou ganho ósseo. O ganho aparece em tons de verde e a perda em tons de vermelho.
- Além disso, a localização da alteração óssea pode ser mais facilmente visualizada através da sobreposição da área de alteração na radiografia original. Esta técnica pode ser importante porque os dentes são quase invisíveis na imagem de subtração

ideal. Muitas vezes, o clínico precisa de descobrir onde é que o osso se perdeu.

- Os estudos que utilizaram esta técnica demonstraram um elevado grau de correlação entre as alterações no osso alveolar determinadas por radiografia de subtração e as alterações no nível de inserção em pacientes periodontais após a terapia.
- Maior detetabilidade de pequenas lesões ósseas em comparação com as radiografias convencionais a partir das quais são produzidas as imagens de subtração (pode detetar uma alteração na massa óssea de apenas 5%).

Grondhl et al (1989), utilizando a análise de subtração, mostraram uma precisão quase perfeita a uma profundidade de lesão correspondente a 0,49 mm de osso compacto, enquanto que uma lesão tem de ser pelo menos 3 vezes maior para ser detetável com uma radiografia convencional.

Jeffcoat et al (1990) mostraram uma forte relação entre a perda de inserção à sondagem detectada através de medições sequenciais feitas com uma sonda periodontal automatizada e a perda óssea detectada com radiografia de subtração digital.

Michael Christgan et al (1998) avaliaram a capacidade da radiografia de subtração digital quantitativa para detetar pequenas alterações na espessura do osso adjacente às raízes dos dentes. Uma série de fatias de osso cortical e esponjoso com 50μm de espessura gradualmente crescente foi colocada em 4 secções de mandíbula de suínos, cobrindo as regiões de "Defeito" vestibular e interproximal. As radiografias normalizadas foram avaliadas quantitativamente quanto a alterações da densidade radiográfica com a utilização de radiografia de subtração digital.

Foi encontrado um coeficiente linear elevado entre a espessura real das fatias de osso e as alterações da densidade radiográfica. Um determinado aumento da espessura do osso provocou um aumento da densidade radiográfica 3 vezes superior para o osso cortical do que para o osso esponjoso. Os limites de deteção da radiografia de subtração digital foram de 200 um para o osso cortical e 500 um para o osso esponjoso, enquanto os limites de deteção da radiografia convencional foram de 600μm e 2850μm, respetivamente.

Um estudo in vitro demonstrou uma correlação muito elevada entre a avaliação objetiva e quantitativa de alterações subtis no osso alveolar por radiografia de subtração digital e as alterações reais em ambas as espessuras.

Draw Backs:
Muito exigente devido à necessidade de um alinhamento idêntico do aparelho de raios X, dos dentes e da película em cada ocasião.

SISTEMA DE ANÁLISE DE IMAGEM DENSITOMÉTRICA ASSISTIDA POR COMPUTADOR (CADIA).

Neste sistema, uma câmara de vídeo mede a luz transmitida através da radiografia e os sinais da câmara são convertidos em imagens de escala de cinzentos.

A câmara é acoplada a um processador de imagem e a um computador que permitem o armazenamento e a manipulação matemática das imagens.

O sistema oferece um método objetivo para acompanhar quantitativamente as alterações da densidade óssea alveolar ao longo do tempo e, quando comparado com a absorciometria I^{125} e a radiografia de subtração digital, demonstrou uma maior sensibilidade e um maior grau de reprodutibilidade e precisão.

Bragger (1989) testou a aplicabilidade da análise de imagens densitométricas assistidas por computador para a avaliação quantitativa das alterações da densidade óssea alveolar em furca de dentes multirradiculares. Em 21 pacientes, foram obtidas radiografias padronizadas imediatamente após e aos 0, 6 e 12 meses após os procedimentos de retalho periodontal. As imagens digitalizadas foram obtidas através de uma câmara de vídeo combinada com um processador de imagem que estava ligado a um computador. A informação quantitativa relativa às alterações de densidade dentro das janelas que cobrem as áreas de furca foi obtida após a sobreposição e correção do nível de cinzento das imagens a comparar. Os resultados indicam que o CADIA pode fornecer informação valiosa de diagnóstico adicional relativamente às alterações da densidade do osso alveolar nas furcações em estudos sobre terapia periodontal.

Woo et al (2003) calibraram e validaram um sistema de radiografia de subtração digital utilizando imagens digitalizadas para a quantificação de alterações ósseas alveolares através do CADIA. Concluíram que foi obtida uma correlação elevada e estatisticamente significativa entre a massa óssea real e o valor CADIA, o que sugere que os sistemas podem ser adequados para a deteção de pequenas alterações ósseas alveolares.

Bragger et al (1987) descreveram um sistema CADIA baseado em vídeo para a quantificação das alterações da densidade óssea alveolar em imagens digitais subtraídas. Num estudo in-vivo, este método CADIA foi capaz de identificar a perda óssea induzida cirurgicamente com uma sensibilidade de 82%, uma especificidade de 88% e uma precisão de diagnóstico de 87%. Os investigadores concluíram que este sistema quantitativo era um método objetivo para seguir as alterações do osso alveolar e parecia ser o método mais sensível quando comparado com outras técnicas de interpretação radiográfica, como a interpretação de imagens digitais subtraídas e radiografias convencionais por observadores. [11]

TOMOGRAFIA COMPUTORIZADA

Em 1972, Godfrey Horeusfield anunciou a invenção de uma técnica de imagiologia revolucionária, que designou por varrimento transversal axial computorizado. Esta técnica era capaz de produzir uma imagem transversal axial da cabeça através da colimação estreita de um feixe de raios X em movimento. A radiação remanescente deste feixe era detectada por um cristal de cintilação, o sinal resultante era introduzido num computador e analisado por um algoritmo matemático e os dados eram reconstruídos como uma imagem tomográfica axial. As imagens produzidas por esta técnica eram 100 vezes mais sensíveis do que os sistemas de raios X convencionais.

A tomografia computorizada é uma técnica radiográfica especializada que permite a visualização de planos ou cortes de interesse. Uma vez gerado o volume de imagem, os cortes de imagem podem ser reconstruídos em várias orientações através de um processo denominado formatação multiplanar (MPR). Para além disso, a maioria das aplicações de software é capaz de representar superfícies e volumes tridimensionais, permitindo ao médico estudar o tecido de uma forma mais intuitiva. Ao contrário da tomografia convencional, que desfoca todas as estruturas que não se encontram no plano de interesse, a tomografia computorizada remove efetivamente as estruturas que não se encontram no plano de interesse, resultando numa imagem com uma visualização clara do corte através do tecido em estudo.

A tomografia computorizada consiste num tubo radiográfico que emite um feixe de raios X finamente colimado, em forma de leque, dirigido para uma série de detectores de cintilação ou câmaras de ionização. Dependendo da geometria do scanner, tanto o tubo radiográfico como os detectores podem rodar sincronizadamente em torno do doente ou os detectores podem formar um anel contínuo em torno do doente e o tubo de raios X move-se e circula dentro do anel de detectores.

O sinal de transmissão registado pelos detectores representa um composto das caraterísticas de absorção de todos os elementos dos pacientes no trajeto dos feixes de raios X. A imagem tomográfica computorizada é reconstruída por computador, que manipula matematicamente os dados de transmissão obtidos a partir de projecções múltiplas.

A imagem tomográfica computorizada é registada e apresentada como uma matriz de blocos individuais denominados voxels (elementos de volume). Cada quadrado da matriz da imagem é designado por pixel (elemento de imagem). Para a visualização da imagem, é atribuído a cada pixel um número de tecido conjuntivo que representa a densidade. Este número é proporcional ao grau em que o material contido no voxel aderiu ao feixe de raios X. Representa as caraterísticas de absorção desse volume específico de tecido no doente.

Vantagens em relação à radiografia convencional:
- A tomografia computorizada elimina completamente a sobreposição de imagens de estruturas superficiais ou profundas à área de interesse.

- Devido à elevada resolução de contraste inerente à tomografia computorizada, podem distinguir-se diferenças entre tecidos que diferem na densidade física em menos de 1%.

- Os dados de um único procedimento de imagiologia por tomografia computorizada, que consiste em múltiplos exames contíguos de um doente, podem ser visualizados como imagens nos planos axial, coronal ou sagital, dependendo da tarefa de diagnóstico, o que é designado por imagiologia multiplanar.
- Estudos demonstraram que a avaliação por TC da altura do osso alveolar e das bolsas intra-ósseas é razoavelmente exacta e precisa.

Desvantagens:
- Apesar das suas caraterísticas atractivas, a aplicação de imagens de TC para o diagnóstico periodontal parece ter uma relação custo-benefício desfavorável.
- Estudos demonstraram que a dose de TC para a imagiologia da mandíbula e do maxilar é muito mais elevada do que a da radiografia convencional.
- Disponibilidade limitada de imagens de TC médicas para os prestadores de cuidados de saúde dentários e o custo de obtenção e reformatação de um exame para este fim, que é frequentemente proibitivo.

Aplicação:
- Utilizado quando é necessária informação exacta sobre a topografia da estrutura óssea. Por exemplo, os contornos ósseos irregulares, finos ou espinhosos podem ser discernidos em exames de tomografia computorizada de tecidos.
- O contorno e a dimensão dos tecidos moles, a continuidade e a densidade das placas corticais, a altura vertical dos rebordos alveolares residuais e a densidade do espaço medular e do osso basilar podem ser determinados a partir de imagens de tomografia computorizada.
- Adequado para determinar quanto espaço está disponível acima do canal mandibular para receber um implante dentário ou se existe uma lesão que ocupa espaço na região maxilofacial.

TOMOGRAFIA COMPUTORIZADA DE ABERTURA SINTONIZADA (TACT)

Há muito que se reconhece a necessidade de avaliar os tecidos dentoalveolares em três dimensões. A motivação subjacente ao desenvolvimento do TACT foi a possibilidade de o conseguir com o equipamento dentário existente e sem o elevado custo e dose associados à Tomografia Computorizada.

O TACT é construído com base na tomossíntese, deslocando e combinando um conjunto de projecções de base, podendo ser focados cortes arbitrários através do objeto. As projecções de base são radiografias de transmissão convencionais. Cada radiografia é tirada de um ângulo diferente em relação ao objeto e ao recetor. Apenas é necessário um número limitado de projecções de base para gerar uma pilha de cortes tomográficos. Cada corte é uma representação bidimensional do objeto numa localização diferente na terceira dimensão. A eficácia diagnóstica da TACT na imagiologia do osso alveolar foi testada numa série de estudos. Foi demonstrado que o TACT melhora a capacidade dos observadores para detetar defeitos ósseos à volta dos implantes. A viabilidade da utilização do TACT como alternativa para a imagiologia pré-operatória do local do implante também foi investigada. Os resultados dos estudos que testaram o TACT e a subtração do TACT para a deteção e localização de alterações ósseas na crista óssea são encorajadores.

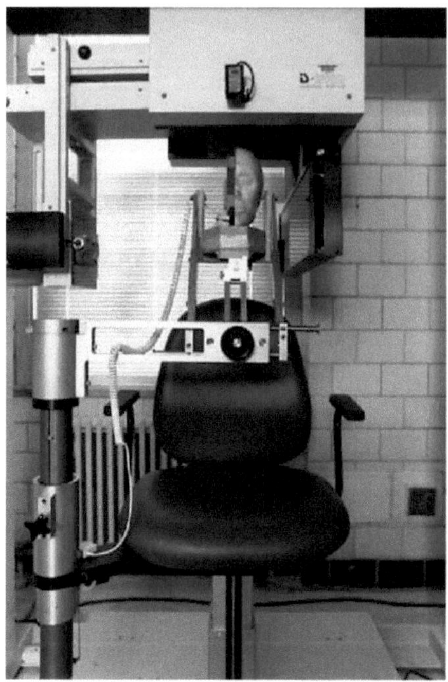

IMAGIOLOGIA POR RESSONÂNCIA MAGNÉTICA [MRI]

Ao contrário das técnicas descritas, que utilizam os raios X para a aquisição de informações relativas a um objeto estudado, a RMN utiliza radiações não ionizantes.

Para obter uma imagem de RM, o doente é colocado num forte campo magnético. Os protões dos núcleos de hidrogénio da água no interior dos tecidos rodam como um pião em torno da direção do campo magnético. A energia de frequência de ressonância é aplicada e depois removida. A resposta dos núcleos à estimulação da frequência de ressonância é observada numa bobina recetora. Três parâmetros, denominados T_1 (tempo de relação entre a rede de spin), T_2 (tempo de relocalização spin-spin) e P (densidade de volume magnético nuclear) descrevem o sinal de RMN. Os algoritmos matemáticos reconstroem então cortes ou imagens planas do aspeto da RM dos órgãos de interesse. [12]

Vantagens:
- Oferece a melhor resolução de tecidos com baixo contraste inerente.
- Não está envolvida qualquer radiação ionizante.
- Dado que a região do corpo fotografada na RM é controlada eletronicamente, é possível obter imagens multiplanares diretas sem reorientar o doente.

Desvantagens:
- Tempos de imagem longos
- Risco potencial imposto pela presença de poucos metais magnéticos na proximidade do íman de imagiologia
- Caro

Aplicações:
Devido à sua excelente resolução de contraste de tecidos moles, a RM provou ser útil numa variedade de circunstâncias.
- Para o diagnóstico de suspeitas de desarranjos internos da ATM
- Avaliação pós-cirúrgica do tratamento desses distúrbios.
- Identificação e localização de lesões dos tecidos moles orofaciais
- Para imagiologia do parênquima das glândulas salivares.

ULTRA-SOM

A ultrassonografia de diagnóstico, a aplicação clínica do ultrassom, utiliza frequências vibratórias na gama de 1 a 20 MHz. Os scanners utilizados para a ecografia geram impulsos eléctricos que são convertidos em ondas sonoras de frequência ultra elevada por um transdutor (um dispositivo que converte uma forma de energia noutra).

O componente mais importante do transdutor é um cristal piezoelétrico fino ou materiais constituídos por um grande número de dipolos dispostos num padrão geométrico. O material piezoelétrico mais utilizado é o titanato de zirconato de chumbo (PZT).

O impulso elétrico gerado pelo scanner faz com que os dipolos dentro dos cristais se realinhem com o campo elétrico e, assim, alterem subitamente a espessura do cristal. Esta alteração abrupta inicia uma série de vibrações que produzem as ondas sonoras que são transmitidas para os tecidos que estão a ser examinados.

À medida que o feixe ultrassónico atravessa ou interage com tecidos de diferentes impedâncias acústicas, é atenuado por uma combinação de absorção, reflexão, refração e difusão. As ondas sónicas que são reflectidas de volta (ecos) em direção ao transdutor provocam uma alteração na espessura dos cristais piezoeléctricos, que por sua vez produzem um sinal elétrico que é amplificado, processado e, por fim, apresentado num monitor.

As técnicas atualmente utilizadas permitem que os ecos sejam processados a uma velocidade suficientemente rápida para permitir a perceção do movimento. Esta técnica é designada <u>por imagiologia em tempo real</u>.

Ao contrário das imagens de raios X, em que a imagem é produzida pela radiação transmitida, na ecografia a imagem é produzida pela parte reflectida do feixe.

A fração do feixe que é reflectida de volta para o transdutor depende da impedância acústica do tecido, que é um produto da sua densidade e do ângulo de incidência do feijão.

Devido à sua impedância acústica, um tecido tem um padrão de eco interno que é caraterístico. Consequentemente, não só as alterações nos padrões de eco podem delinear diferentes tecidos, como também podem ser correlacionadas com alterações patológicas num tecido. A interpretação dos ecogramas baseia-se, portanto, no conhecimento das propriedades físicas do ultrassom e da anatomia dos tecidos examinados.

Aplicação em medicina dentária:
- Avaliação de muitas estruturas e condições
    a) Nódulo linfático
    b) Edema e hematoma pós-cirúrgico.
    c) Olho, glândula tiroide, parótida, glândula submandibular e glândula
sublingual.

- Como método para demonstrar a espessura da mucosa mastigatória, útil para determinar a extensão da deslocação dos tecidos moles sob as dentaduras devido às forças de oclusão. [13]

MEDICINA NUCLEAR (CINTILOGRAFIA ÓSSEA)
Outro avanço no diagnóstico envolve a utilização da medicina nuclear para detetar alterações no metabolismo ósseo que podem preceder ou acompanhar as alterações arquitectónicas.

Enquanto as técnicas radiográficas se limitam a detetar alterações históricas na arquitetura óssea, as técnicas de medicina nuclear representam um esforço para desenvolver formas de detetar alterações activas no metabolismo ósseo à volta dos dentes, muito antes de a perda de ganho ser percetível numa radiografia.

Goldhaber e colaboradores (meados da década de 1970) começaram a aplicar a técnica de medicina nuclear ao estudo da reabsorção óssea periodontal. A técnica de medicina nuclear, ou varrimento ósseo, utiliza um radiofármaco marcado com rádio que procura o osso, como o tecnécio -99m, um elemento de vida curta com uma semi-vida física de 6 horas.

O tecnécio caracteriza-se pela sua capacidade de se complexar com agentes transportadores e cria radiofármacos específicos para cada tecido. Para estudos ósseos, o marcador de tecnécio é complexado com estanho e uma porção de difosfonato, dando ao radiofármaco a sua qualidade de procura óssea.

Para examinar o osso, o radiofármaco é injetado por via intravenosa, sendo necessário um período de espera de 1 a 2 horas para ser eliminado do sangue e dos tecidos moles. Depois disso, o radiofármaco que procura o osso permanece em áreas de osso recém-formado na frente de calcificação. Uma vez que a reabsorção óssea está normalmente associada à formação óssea, a medicina nuclear detecta alterações no metabolismo ósseo secundárias a doenças de reabsorção e formação óssea (Williams 1992).

Kaplan et al (1975) observaram que os cães beagle com perda óssea alveolar moderada a avançada apresentavam uma captação radiofarmacêutica de procura de osso alveolar (BSRU) seis vezes superior à dos cães sem perda óssea alveolar. Este achado indicou que a tecnologia de rastreio ósseo era aplicável à perda óssea da periodontite. Estes investigadores conceberam então um detetor de radiação portátil miniaturizado que podia medir a captação de radiofármacos que procuram o osso em torno de dentes individuais e locais de dentes[14].

Jeffcoat e Co-workers (1980) examinaram a utilidade da BSRU no diagnóstico da atividade da doença periodontal. Uma única medição da BSRU em torno de um dente correlacionou-se bem com a perda radiográfica de osso desse dente durante os 2 anos subsequentes. Um dente com uma BSRU alta no tempo zero perdeu osso significativo radiograficamente, enquanto um dente com uma BSRU baixa perdeu pouco osso.

Subsequentemente, este método foi utilizado para monitorizar os efeitos da técnica e dos fármacos anti-inflamatórios não esteróides (NSAIDS) no abrandamento da progressão da doença periodontal e na alteração do metabolismo ósseo em cães beagle durante um período de 6 meses (Jeffcoat 1980, 87). As medições da BSRU neste contexto distinguiram corretamente os dentes que estavam a perder osso radiograficamente de forma ativa ou não, com uma precisão de 83,5%[15].

A técnica de medicina nuclear tem sido utilizada num número limitado de doentes humanos para determinar a atividade da doença. Num ensaio limitado, 12 indivíduos de alto risco com periodontite avançada foram submetidos a um único exame de medicina nuclear para detetar quais os dentes com maior probabilidade de perda óssea alveolar radiográfica nos 6 meses seguintes. Os resultados indicaram uma associação altamente significativa entre a BSRU elevada e a perda óssea ativa com uma precisão de 79%.

O progresso da utilização de técnicas de medicina nuclear para determinar a atividade da doença periodontal parece promissor e a utilidade da técnica na investigação parece boa; no entanto, devido ao risco acrescido de radiação para os pacientes, a medicina nuclear não é atualmente aplicável à prática clínica.

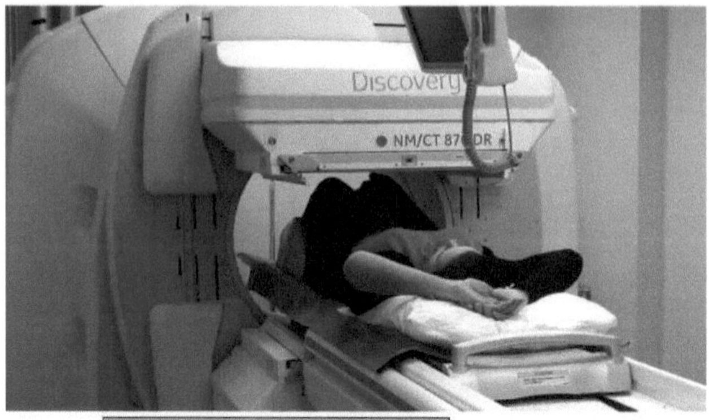

TC DE FEIXE CÓNICO (CBCT)

A capacidade de sintetizar vistas 3-D a partir de múltiplas projecções não se limita à geometria de feixe em leque utilizada nas unidades de TC médicas. A geometria de feixe cónico, tal como as unidades de raios X convencionais, também pode ser utilizada para gerar imagens de TC 3D. Com a geometria de feixe cónico, um volume de paciente pode ser digitalizado numa única rotação. Juntamente com receptores de imagem de área rápida, como intensificadores de imagem ou detectores de painel plano, consegue-se uma dose de doente muito mais baixa do que com a TC convencional para um volume de tamanho semelhante. A conceção simplificada do feixe cónico também permite poupanças de custos consideráveis em relação às unidades de TC médicas. Uma das principais desvantagens da CBCT é o aumento do efeito da radiação de dispersão na qualidade da imagem. A radiação de dispersão reduz o contraste e limita a obtenção de imagens de tecidos moles. Por conseguinte, a CBCT é principalmente indicada para a imagiologia de tecidos duros. As principais aplicações desta unidade incluem a avaliação do local do implante, a ortodontia, a cirurgia oral e a imagiologia da articulação temporomandibular. Estão a decorrer investigações sobre a utilidade da CBCT para aplicações periodontais[16].

TAC LOCAL (LCT)

A TC local (LCT) é uma forma de CBCT. A LCT distingue-se pela utilização de um detetor de resolução de campo pequeno para gerar um volume 3D limitado de alta resolução. O tamanho do campo ou do volume varia, mas é geralmente comparável às dimensões das radiografias intra-orais convencionais. A LCT gera um detalhe de imagem requintado em três dimensões, mantendo as vantagens de uma dose reduzida no paciente e de um custo reduzido. Este facto torna a LCT particularmente adequada para aplicações dentárias. As caraterísticas da TCL tornam-na uma modalidade muito promissora para a imagiologia do osso alveolar, tanto para a avaliação da destruição óssea como para a avaliação do local do implante.

TOMOGRAFIA DE COERÊNCIA ÓPTICA (OCT)

A tomografia de coerência ótica (OCT) gera imagens de secções transversais de tecidos biológicos utilizando uma fonte de luz de infravermelhos próximos. A luz é capaz de penetrar no tecido sem efeitos biológicos nocivos. As diferenças na reflexão da luz são utilizadas para gerar um sinal que corresponde à morfologia e composição dos tecidos subjacentes. Foi desenvolvido um protótipo de sistema OCT, que foi testado in vitro e in vivo. A viabilidade da sua utilização clínica foi demonstrada através da captação de imagens de alta resolução da estrutura oral, incluindo os limites do tecido mole e do tecido duro do periodonto. Embora ainda não se possa avaliar o potencial sucesso da OTC como ferramenta clínica de rotina. [17]

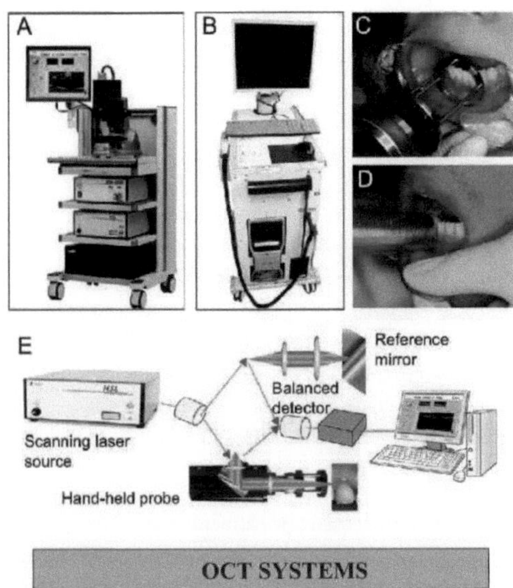

IMAGIOLOGIA DO LOCAL DO IMPLANTE

A colocação de um implante dentário requer um planeamento minucioso para otimizar o seu sucesso e minimizar a morbilidade. Uma vez estabelecida a localização e a orientação ideais do implante com base em critérios de restauração, o médico tem de determinar se o local recetor pode acomodar e suportar o implante em termos de comprimento, largura e angulação. Um dos principais requisitos antes da preparação do local é saber com um elevado nível de certeza a quantidade de osso que pode ser removida sem violar a estrutura anatómica crítica.

A escolha da modalidade de imagiologia depende de muitos factores e pode variar desde uma simples radiografia intra-oral até uma tomografia computorizada 3D completa. A Academia Americana de Radiologia Oral e Maxilofacial (AAOMR) recomenda a utilização de alguma forma de imagiologia transversal para casos de implantes e que a tomografia transversal convencional é o método de eleição para a maioria dos pacientes.

As modalidades de imagiologia radiográfica disponíveis para a avaliação do local do implante são semelhantes às do diagnóstico periodontal. A natureza invasiva da cirurgia de implantes torna ainda mais importante que os pontos fortes e as limitações da modalidade de imagiologia selecionada sejam totalmente compreendidos. A exatidão e precisão inerentes às modalidades radiográficas convencionais, como a radiografia intra-oral e panorâmica, são limitadas. O fabrico de um marcador de referência para ter em conta a ampliação horizontal e vertical é um exemplo de melhoria da fiabilidade da radiografia panorâmica. Quando a tomografia convencional ou computorizada é o método de eleição, o fabrico de stent com marcadores radiopacos proporciona meios simples mas eficazes para identificar a localização dos locais receptores. O método mais fiável de identificar o local recetor e correlacionar a imagem com o local cirúrgico é a utilização de um tubo guia como marcadores radiográficos.

A utilização da TC tornou-se mais prevalente com o advento do software MPR especificamente para o planeamento do tratamento com implantes dentários. A última geração de unidades de TC é capaz de produzir cortes de imagem finos com pixéis isotrópicos. Isto significa que podem ser geradas imagens de alta qualidade em qualquer plano 2-D através do paciente. Apesar da sua exatidão e versatilidade, a utilização da TC deve ser limitada a casos complexos para os quais os benefícios das imagens de TC compensam uma dose mais elevada e uma taxa mais elevada. Um novo tipo de TC baseado na tecnologia de feixe cónico combina a versatilidade 3-D da TC convencional com uma dose mais baixa para o doente e um custo mais baixo.

As imagens pós-operatórias são normalmente efectuadas para avaliar o osso peri-implantar. Uma radiografia efectuada imediatamente após a colocação do implante pode servir de base para avaliações longitudinais. Embora seja expetável alguma perda óssea na crista óssea em redor do implante, uma radiografia de acompanhamento pode ajudar o médico a determinar se esta perda se encontra dentro de limites razoáveis. Um aumento da densidade óssea perto da interface implante-osso é normalmente um sinal favorável. A eficácia de diagnóstico das radiografias pós-operatórias será maior se forem obtidas radiografias de alta qualidade de forma padronizada. A aplicação da radiografia de subtração digital pode ser particularmente útil para detetar alterações ósseas em torno do implante numa fase inicial. A taxa de sucesso dos implantes é afetada pela modalidade de imagem utilizada durante a fase de planeamento do tratamento[18].

TELERADIOLOGIA

O Colégio Americano de Radiologia definiu "telerradiologia" como a transmissão eletrónica de imagens radiológicas de um local para outro para efeitos de interpretação, consulta ou ambos. As transmissões de imagens radiográficas dentárias exigem que os ficheiros de imagem estejam em formato digital. As películas radiográficas dentárias convencionais podem ser digitalizadas para as converter do formato convencional para o formato digital, um processo designado por digitalização. A transmissão pode ser efectuada através de linhas telefónicas comuns, lasers ou ligações de transmissão por micro-ondas para torres de comunicação ou satélites.

<u>ANÁLISE MICROBIOLÓGICA AVANÇADA</u>

Uma das áreas mais animadas da investigação periodontal atual é a procura de testes de diagnóstico da atividade da doença periodontal. Estes testes têm potencial relevância tanto para o diagnóstico como para o tratamento, uma vez que os actuais métodos de diagnóstico clínico não são precisamente precisos e apenas permitem o diagnóstico retrospetivo da perda de inserção. No entanto, para melhorar esta situação, os testes de diagnóstico teriam de ser preditivos da atividade da doença e não apenas correlacionados com a sua ocorrência. Os biomarcadores periodontais da atividade da doença teriam de estar envolvidos no processo da doença de alguma forma e, por conseguinte, teriam de ser submetidos a uma investigação básica extensa e cuidadosa antes de serem submetidos a uma avaliação clínica.

Indicações para os testes microbiológicos:

- Apoiar o diagnóstico das várias formas de doença periodontal.

- Servir como indicadores do início e da progressão da doença (ou seja, da atividade da doença)

- Para determinar os locais periodontais em risco de destruição ativa.

- Monitorizar a terapia periodontal.

Marcadores microbiológicos:

As bactérias da placa periodontal desempenham um papel primordial na iniciação e progressão da doença periodontal, mas a comparação da flora subgengival é complexa e pode variar de paciente para paciente e de local para local. Apesar destas diferenças e da interação complexa que existe entre as bactérias e o hospedeiro, foram sugeridos vários possíveis agentes patogénicos com base na sua associação com a progressão da doença e a patogenicidade e na posse de factores de virulência que podem danificar o tecido.

Bactérias associadas às doenças periodontais:
- Porphyromonas gingivalis
- Prevotella intermedia
- Bacteroides forsythus
- Aggregatebacter actinomycetemcomitans
- Eikenella corrodens
- Campylobacter reta
- Fusobacterium nucleatum
- Treponema denticola

Estas bactérias podem estar presentes na fenda gengival ou na bolsa periodontal, na saliva ou na superfície da mucosa oral em várias partes da boca. Um sistema de diagnóstico de base microbiológica deve identificar um ou mais agentes patogénicos primários responsáveis pela doença. No entanto, certas espécies bacterianas são consideradas como marcadores de doença devido à sua forte associação com locais de perda progressiva de aderência. O número de espécies bacterianas pode ser determinado de várias formas que variam em termos de seletividade e sensibilidade. Estes incluem os seguintes métodos[19].

MÉTODOS UTILIZADOS PARA A DETERMINAÇÃO DAS ESPÉCIES E NÚMEROS DE BACTÉRIAS:

1. CULTURA MICROLÓGICA
2. MICROSCOPIA DE CAMPO ESCURO OU DE CONTRASTE DE FASE
3. MÉTODOS DE IMUNODIAGNÓSTICO
4. MÉTODOS ENZIMÁTICOS
5. ENSAIOS DE DIAGNÓSTICO BASEADOS NA BIOLOGIA MOLECULAR
6. POLARIZAÇÃO QUANTITATIVA DE FLUORESCÊNCIA
7. DETECÇÃO DE COMPOSTOS DE ENXOFRE VOLÁTEIS

CULTURA MICROBILÓGICA

Os métodos de cultura são considerados o padrão de ouro em relação aos outros métodos de identificação microbiológica que foram comparados. Apesar da nossa incapacidade de cultivar todos os microrganismos, existem técnicas disponíveis para a identificação positiva de muitos microrganismos periodontopatogénicos putativos através da utilização de meios selectivos e não selectivos. A cultura tem uma vantagem única sobre os outros métodos de identificação microbiológica: permite a avaliação da sensibilidade aos antibióticos.

Limitações:
- A sua capacidade de detetar níveis baixos de microrganismos.
- Elevado custo, mão de obra intensiva.
- Período de tempo prolongado até que os resultados possam ser obtidos.
- Incapacidade ou dificuldade em cultivar várias espécies de bactérias.

1. **Meios não selectivos** - permitem o crescimento da maioria dos microrganismos orais sem agentes inibidores específicos. Exemplo:
   - Ágar Trypticase Soy.
   - Ágar de infusão de coração cerebral.
   - Ágar base de Columbia.

2. **Meios selectivos** - contêm corantes e anticorpos que inibem todos os organismos, exceto os que estão a ser procurados. Exemplo: Ágar Mac Conkey (isolamento e diferenciação de bacilos que fermentam a lactose e bacilos que não fermentam a lactose), ágar sangue de carneiro.

Ágar Trypticase Soy

Vantagens:

- Pode obter contagens relativas e absolutas das espécies culturais.
- Capaz de avaliar a suscetibilidade dos micróbios aos antibióticos.

Desvantagens:

- Demorado, dispendioso, sensível à técnica e requer pessoal com conhecimentos consideráveis sobre microrganismos (especialmente organismos fastidiosos).
- Só é possível cultivar bactérias vivas.
- Alguns dos agentes patogénicos putativos, como as espécies Treponema e B. forsythus, são fastidiosos e difíceis de cultivar.
- A sensibilidade do método de cultura é baixa.

Os limites de deteção são, em média, de 10 -10^{34} bactérias, pelo que não é detectado um número reduzido de agentes patogénicos específicos numa bolsa.

MICROSCOPIA DE CAMPO ESCURO OU DE CONTRASTE DE FASE

É uma técnica de aumento de contraste que, em vez de utilizar colorações, utiliza técnicas microscópicas alteradas para obter o contraste necessário para a observação de microrganismos. Tem sido utilizada para a avaliação de amostras de placas. Estas técnicas visuais podem determinar as proporções relativas de organismos de forma cocóide e filamentosa. Os organismos de forma curta, como a P. gingivalis, têm normalmente uma forma cocóide e os organismos móveis, como as espiroquetas, podem ser facilmente identificados com base na sua forma e movimentos.

Técnica - os feixes de luz atravessam o espécime e são parcialmente deflectidos pelas diferentes densidades ou espessuras (ou seja, índices de refração) das células microbianas ou estruturas celulares no espécime. Quanto maior for o índice de refração de um objeto, mais o feixe de luz é retardado, o que resulta numa diminuição da intensidade da luz. Estas diferenças na intensidade da luz traduzem-se em diferenças que proporcionam contraste.

- Por conseguinte, a microscopia de fase traduz as diferenças de fases no espécime em diferenças nas intensidades de luz que resultam em contraste entre os objectos no espécime que está a ser observado[20].

Utilizações:

- Para avaliar direta e rapidamente a morfologia e a motilidade das bactérias numa amostra de placa.
- Utilizado para indicar o estado da doença periodontal e para estruturar programas de manutenção.

Limitações:

- Não foi possível identificar as espécies não móveis.
- Incapaz de distinguir entre várias espécies de treponema.

- Candidato improvável como teste de diagnóstico de doenças periodontais destrutivas.

MÉTODOS DE IMUNODIAGNÓSTICO

Os imunoensaios identificam as bactérias utilizando anticorpos monoclonais ou policlonais contra antigénios específicos da espécie. Esta reação pode ser revelada através de uma variedade de procedimentos:

a) Ensaios de microscopia de imunofluorescência direta e indireta (IFA)
b) Citometria de fluxo
c) Ensaio de imunoabsorção enzimática (ELISA)
d) Aglutinação do látex

Vantagens:

Em comparação com os métodos de cultura.

- Não necessita de bactérias viáveis.
- Menos suscetível a variações no processamento de amostras.
- Menos demorado, rápido e económico.

- Mais fácil de realizar do que a cultura.

Desvantagens:

- A exatidão dos testes de imunodiagnóstico depende muito da qualidade dos reagentes utilizados.
- Apresenta geralmente limites de deteção mais baixos do que a sonda de ácido nucleico ou o ensaio PCR.

- Pode ocorrer reatividade cruzada com organismos não visados.

a.   Ensaio de imunofluorescência

A fluorescência é a propriedade de certos corantes que absorvem luz na região ultra-violeta (200-400 nm) e emitem um comprimento de onda caraterístico de luz (500-600 um) na região visível. Coons e Kaplan (1942) introduziram pela primeira vez as proteínas marcadas com fluorescência na localização e identificação de antigénios nos tecidos do corpo.

Os corantes fluorescentes são:

1. Isotiocianato fluorescente - Cor verde azulada
2. Acromina O - cor amarela clara.
3. Rodamina B - Vermelho alaranjado.

Estes corantes são combinados com anticorpos e são designados por anticorpos fluorescentes.

Métodos - Direto e Indireto (método Sandwich)

Método de fluorescência direta:
1. O soro de ensaio é fixado em etanol a 95% durante 5 minutos e seco.
2. Os anticorpos marcados com fluorescência são conjugados com o antigénio fixado na lâmina, permitindo a sua reação (incubação a 37° C durante ½ hora).
3. O excesso de anticorpos é lavado e a preparação é examinada ao microscópio fluorescente
4. O local de união dos anticorpos conjugados com o seu antigénio aparece como áreas fluorescentes verdes pálidas na lâmina.

Vantagens: Técnica simples

Desvantagens: Têm de ser preparados anticorpos marcados com fluorescência para cada antigénio a testar.

Utilizações: Em laboratório de diagnóstico para identificação de bactérias, vírus ou outros antigénios.

Ensaio fluorescente indireto:

Um procedimento em duas etapas

1ˢᵗ passo

Um antigénio conhecido é fixado numa lâmina. Adiciona-se o anticorpo específico do antigénio (não marcado). Incubar e lavar com solução tampão para remover o excesso de anticorpos.

2ⁿᵈ step

A esta lâmina é adicionado um anticorpo marcado com fluorescência.

Incubar e lavar com solução tampão fosfato para remover o excesso de anticorpo fluorescente.

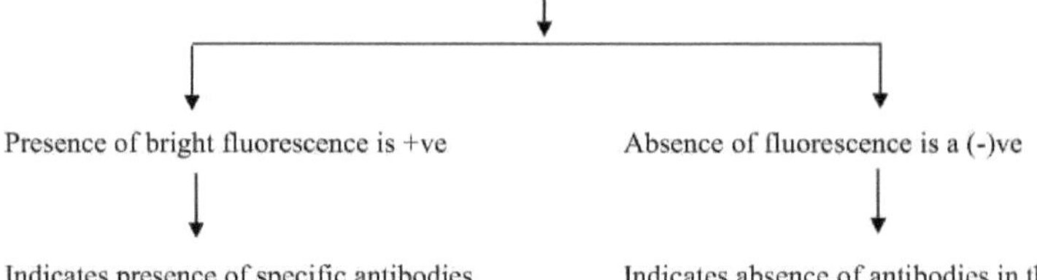

Vantagens:
- Permite a avaliação visual da adequação de uma amostra.
- Capaz de identificar o agente patogénico e quantificar as percentagens do agente patogénico diretamente utilizando um esfregaço em placa.

Desvantagens:

- A leitura de diapositivos é completamente subjectiva -> erro entre examinadores.
- Requisitos para o microscópio fluorescente -> caro
- A fluorescência desvanece-se rapidamente, o que torna difícil o arquivo das lâminas.

Por conseguinte, os anticorpos foram conjugados com outros marcadores para além dos dias fluorescentes.

Etiquetas colorimétricas

Utilizar enzimas como a peroxidase de rábano, a fosfatase alcalina e a avidina-biotina para detetar a presença de antigénio através da conversão de um substrato incolor num produto final colorido.

Vantagens destas etiquetas:

- Permitir a preparação de montagens permanentes, uma vez que as reacções não se desvanecem com o armazenamento e podem ser detectadas através de microscopia ótica simples.

- Ocorrência frequente de fluorescência não específica em tecidos e outros materiais.

Utilizações em Periodontia:

1. Principalmente para detetar A.a. comitans e P. gingivalis.
   - A sensibilidade para a deteção de A.a.comitans é de 82% de 100%
   - A sensibilidade para a deteção de P.gingivalis é de 91-100%
   - A especificidade para a deteção de A.a.comitans é de 88 - 92%
   - A especificidade para a deteção de P.gingivalis é de 87 - 89%

2. Utilizado para identificar o agente patogénico e quantificar a percentagem do agente patogénico no esfregaço em placa.

$$\% = \frac{\text{Total number of specific fluorescent bacteria.}}{\text{Total number of bacteria counted with phase contrast or counter stain.}}$$

Slots et al (1985) utilizaram o método de imunofluorescência indireta para a deteção de A. a.comitans e P.gingivalis. Comparado com o método de cultura, mostrou uma sensibilidade de 77% e uma especificidade de 81% para o A.a e uma sensibilidade de 91% e uma especificidade de 90% para o periodonto gengival.

b. Citofluorografia ou citometria de fluxo

Permite a identificação rápida de bactérias orais. O teste envolve a marcação de células bacterianas da amostra de placa de um paciente com anticorpo conjugado fluorescente e específico da espécie. A suspensão é então introduzida num citómetro de fluxo que separa as células bacterianas numa suspensão de células individuais através de um fluxo laminar através de um tubo estreito. Após a incubação, as células bacterianas são atravessadas e a emissão fluorescente pode ser medida por detectores adequados.

Desvantagens:
- A transformação de aglomerados bacterianos em suspensões de células individuais é difícil.
- A sofisticação e o custo envolvidos neste procedimento impedem a sua utilização generalizada.

c. Ensaio de imunoabsorção enzimática (ELISA)

Sistema desenvolvido durante a década de 1960. O seu princípio é semelhante ao de outros ensaios radioimunes, mas em vez de radioisótopos, substitui-se uma reação colorida derivada de enzimas. A intensidade da cor depende da concentração do antigénio e é geralmente lida fotometricamente para uma quantificação óptima[21].

O teste básico consiste em anticorpos para enzimas - as enzimas permanecem estáveis para catalisar uma reação que produz um produto final visualmente discernível enquanto estão ligadas aos anticorpos. Além disso, os locais de ligação dos anticorpos permanecem livres para reagir com o seu antigénio específico.

A utilização de enzimas como rótulos tem várias vantagens
1. A enzima em si não se altera durante a atividade, pode catalisar a reação de muitas moléculas de substratos, amplificando grandemente a reação e melhorando a deteção.
2. Os anticorpos conjugados com enzimas são estáveis e podem ser armazenados durante um período de tempo relativamente longo.
3. A formação de um produto final colorido permite a observação direta da reação ou a leitura espectofotométrica automatizada.

Ensaio imunitário em fase sólida (SPIA):

A maioria dos sistemas ELISA desenvolvidos para detetar agentes infecciosos consiste num anticorpo dirigido contra o agente em questão, firmemente fixado a uma matriz sólida, quer no interior dos poços de um tabuleiro de microdiluição, quer no exterior de uma esfera de plástico ou metal. Estes sistemas são designados por imunoensaio em fase sólida (SPIA)[22].

Método direto:

Se o antigénio estiver presente no fluido a testar, formam-se complexos antigénio-anticorpo estáveis quando o fluido é adicionado à matriz. O antigénio não ligado é cuidadosamente removido por lavagem, sendo então adicionado ao sistema um segundo anticorpo contra o antigénio que se procura.

Este anticorpo foi complexado com uma enzima como a fosfatase alcalina ou a peroxidase de rabanete. Se o antigénio estiver presente na matriz sólida, liga-se ao segundo anticorpo, formando uma sanduíche com o antigénio no meio.

Após a lavagem ter removido os anticorpos marcados não ligados, a adição e hidrólise do substrato das enzimas provoca a mudança de cor e completa a reação.

Este ponto final, visualmente detetável, aparece onde quer que a enzima esteja presente.
* Mesmo quantidades mínimas de antigénio podem ser detectadas

* Requer um anticorpo específico marcado com enzima para cada antigénio testado.

Método indireto:
Um segundo anticorpo, não marcado, é utilizado para se ligar ao complexo antigénio-anticorpo na matriz. Um terceiro anticorpo, marcado com enzima e dirigido contra a porção Fc não variável do segundo anticorpo não marcado, pode ser utilizado como marcador de deteção para muitos complexos antigénio-anticorpo diferentes.

Vantagens:
* Um reagente pode ser utilizado para detetar uma grande variedade de antigénios
* No entanto, mais sensível do que o teste direto, o método direto é útil para rastrear um grande número de soros para anticorpos dirigidos contra um único determinante antigénico.

SPIA ligado à membrana (EVALUSITE):
As caraterísticas de fluxo e de grande superfície das membranas de nitrocelulose, nylon ou outras têm sido exploradas para aumentar a velocidade e a sensibilidade do ELISA. A presença de material absorvente por baixo da membrana serve para puxar os reagentes líquidos através da membrana e ajuda a separar os componentes que não reagem dos complexos antigénio-anticorpo ligados à membrana, simplificando também as etapas de lavagem[23].

Substratos enzimáticos:
1. Dicloridrato de O-fenil diamina para peroxidase
2. p-nitrofil fosfato para a fosfatase alcalina.

Utilizações de ELISA:
* Principalmente para detetar anticorpos séricos contra agentes patogénicos periodontais
* Em estudos de investigação para quantificar agentes patogénicos específicos em amostras subgengivais utilizando anticorpos monoclonais específicos.

Métodos de utilização da cadeira:
1. Método do cartão e da vareta
2. Cilindro (cassete ELISA)
   * Utilizado para testar uma ou poucas amostras de soro de cada vez

- Rápida, demorando apenas cerca de 10 minutos, em comparação com as 2-4 horas necessárias para o ELISA em microplacas.

3. Macro ELISA - teste efectuado em tubos de poliestireno
4. Micro ELISA - teste efectuado em placas de microtitulação de polivinil.

d. Aglutinação em látex

Ensaio imunológico simples baseado na ligação de proteínas ao látex. As esferas de látex são revestidas com o anticorpo específico da espécie e, quando estas esferas entram em contacto com os antigénios da superfície celular microbiana em extractos de antigénios, ocorre uma ligação cruzada; a aglutinação ou aglomeração é então visível, normalmente em 2-5 minutos.

Dois tipos:
1. Indireta
2. Inibição

Indireta

Teste de aglutinação em látex mais comum para detetar bactérias. O anticorpo é ligado ao látex. Quando uma suspensão de amostra de placa é misturada com o látex sensibilizado e agitada suavemente durante 3-5 minutos, o resultado de aglutinação ou aglomeração é indicativo de um resultado positivo para a bactéria que está a ser testada.

O ensaio de inibição baseia-se no princípio da inibição da reação de aglutinação esperada entre um antigénio conhecido e um anticorpo conhecido em resultado da competição.

MÉTODOS ENZIMÁTICOS DE IDENTIFICAÇÃO BACTERIANA
Teste BANA:
As espécies Tannerella forsythia, P gingivalis, Treponema denticola, Capnocytophaga partilham um perfil enzimático comum, -> enzimas semelhantes à tripsina.

A atividade desta enzima pode ser medida através da hidrólise do substrato incolor BANA (N- benzoil-d L-arginina - 2 naftilamida)

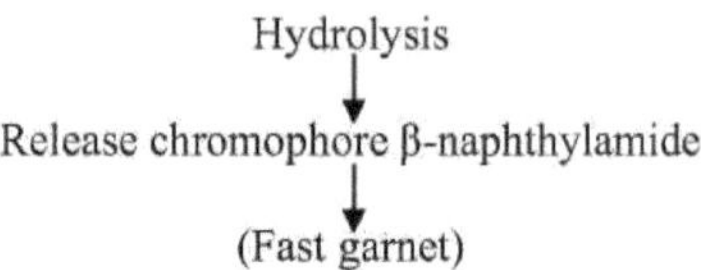

Foram desenvolvidos kits de diagnóstico utilizando esta reação para a identificação do perfil desta bactéria em isolados de placas.

Perioscópio

Kit de diagnóstico disponível no mercado. Consiste numa tira impregnada de

BANA ao longo do bordo inferior de um cartão de teste e numa tira reagente superior que contém o corante preto de Evan.

Procedimento:
1. Amostra de placa colocada numa tira impregnada com BANA
2. A tira reagente superior é activada através da humidificação de água destilada.
3. 2 tiras são dobradas de modo a ficarem em contacto uma com a outra
4. O cartão é incubado a 35° C durante 5 minutos.
5. A mudança de cor para azul definitivo ou azul pálido indica resultados positivos.

Loesche (1986) mediu a profundidade de sondagem como uma medida da morbilidade periodontal, mostrou que as bolsas pouco profundas apresentavam apenas 10% (+ve) de reação BANA, enquanto as bolsas profundas (7 mm) apresentavam 80-90% (+ve) de reacções BANA.

Beck et al (1990) sugeriram que os resultados (+ve) de BANA são um indicador de risco de perda de ligação e que T. Denticola, P.gingivalis ou ambos estão presentes nos locais de amostragem.

Manabu et al (2001) mostraram uma correlação (+ve) entre o teste BANA e o nível de sulfureto sulcular. Mostraram sensibilidades de 84% e especificidade de 76% para 3 agentes patogénicos periodontais (T.denticola, P.gingivalis e B.forsythus).

Desvantagens da BANA:
- O teste pode ser positivo em locais clinicamente saudáveis
- Detecta um número limitado de agentes patogénicos, pelo que um resultado negativo não exclui a presença de outros agentes patogénicos periodontais importantes.

Ward J Loesche e Syed et al (1987) realizaram um estudo para determinar se a enzima de hidrólise BANA podia ser detectada diretamente em amostras de placa subgengival. O resultado indicou que a capacidade da placa subgengival para hidrolisar o BANA é um marcador fiável da presença de uma elevada proporção de espiroquetas na amostra de placa e pode ser utilizada clinicamente para identificar os locais que podem necessitar de tratamento para reduzir o crescimento excessivo de uma espiroqueta [24].

ENSAIOS DE DIAGNÓSTICO BASEADOS NA BIOLOGIA MOLECULAR
   a. **Tecnologia de sondas de ADN**
   b. **Reação em cadeia da polimerase (PCR)**
   a. **Tecnologia de sondas de ADN:**

Sonda de ácido nucleico: Métodos de hibridação de ácidos nucleicos:

Os métodos de hibridação baseiam-se na capacidade de duas cadeias de ácido nucleico com sequências de bases complementares (homólogas) se ligarem especificamente uma à outra e formarem uma molécula de cadeia dupla ou duplex/híbrido. A formação deste duplex é determinada pela forma consistente como a base adenina se liga sempre à tiamina e a guanina à citosina. Uma vez que a hibridação requer homologia de sequências de ácidos nucleicos, uma reação de hibridação positiva entre duas cadeias de ácidos nucleicos, cada uma proveniente de uma fonte diferente, indica uma relação genética entre os dois organismos que doaram cada uma das cadeias de ácidos nucleicos para a reação de hibridação. Os ensaios de hibridação requerem que uma cadeia de ácido nucleico (a sonda) seja originária de um organismo de identidade conhecida e que a outra cadeia (o alvo) seja originária de um organismo desconhecido a ser detectado/identificado.

- A hibridação positiva identifica os organismos desconhecidos como sendo os mesmos que os organismos procurados pela sonda.
- Hibridação negativa - o organismo não é detectado.

Passos:
1. Produção e marcação de ácido nucleico de sonda de cadeia simples.
2. Preparação de ácido nucleico de cadeia simples.
3. Mistura e hibridação do ácido nucleico alvo e da sonda.
4. Deteção de hibridação

Passo 1:
- Uma porção de ADN de uma bactéria/vírus é isolada com a ajuda de enzimas nucleases de restrição que cortam a molécula de ADN num local específico. O plasmídeo de ADN é então ligado a um plasmídeo bacteriano e propagado em grandes volumes em bactérias como a E.coli. O fragmento de ADN clonado desejado é isolado do genoma bacteriano com a ajuda de uma endonuclease de restrição e depois dissociado numa única cadeia.
- Recentemente, as sondas são sintetizadas quimicamente, o que está disponível comercialmente. Isto facilita muito o desenvolvimento de sondas porque o utilizador só precisa de fornecer ao fabricante a sequência de nucleótidos da sonda desejada.

- A sonda é marcada com uma "molécula repórter", mais frequentemente - radioactiva I^{125} , P^{32} , S^{35} , Biotina - avidina, Digoxigenina, etiquetas quimioluminescentes.

Passo 2:
A preparação do ácido nucleico alvo envolve a destruição enzimática e/ou química do invólucro microbiano para libertar o ácido nucleico alvo, a estabilização do ácido nucleico alvo para preservar a integridade estrutural e, se o alvo for o ADN, a desnaturação até uma única cadeia, necessária para a ligação ao ácido nucleico complementar da sonda.

Passo 3:
Formato de hibridação
2 tipos - Formato da solução
          Formato de suporte sólido

Formato da solução:
As cadeias de nucleótidos da sonda e do alvo são colocadas juntas numa mistura de reação líquida que facilita a formação de duplex, pelo que a hibridação ocorre substancialmente mais depressa do que com a utilização de um formato de suporte sólido. Processo de separação para remover as sondas não ligadas e marcadas. [25]

- Digestão enzimática de sondas de cadeia simples e precipitação do duplex hibridizado
- Hidroxiapatite ou micropartículas magnéticas carregadas que se ligam preferencialmente a duplexes
  - Destruição química da molécula repórter que está ligada ao ácido nucleico da sonda não hibridizada.
  - Os duplexes hibridizados podem agora ser detectados.

Formato de suporte sólido:
O ácido nucleico sonda/alvo pode formar um complexo com um suporte sólido ou ainda ser capaz de formar duplexes com cadeias complementares.

Hibridação de filtros

A amostra-alvo é fixada a uma membrana (filtros de nitrocelulose/fibra de nylon). A membrana é então processada para libertar o ADN-alvo do microrganismo e desnaturá-lo para uma única cadeia. Utiliza-se uma solução com ácido nucleico de sonda marcada para "inundar" a membrana e permitir a hibridação. Após uma série de incubações e lavagens para remover a sonda não ligada, a membrana é processada para a deteção de duplexes.

Vantagens: Uma única membrana pode conter várias amostras para exposição à mesma sonda.

Hibridação a sul

O ácido nucleico alvo purificado é digerido com enzimas específicas para produzir vários fragmentos de diferentes tamanhos. Por eletroforese em gel, os fragmentos de ácido nucleico que têm uma carga negativa líquida são submetidos a um campo elétrico que os força a migrar através de uma matriz de agarose. Quando a eletroforese estiver concluída, os fragmentos de ácido nucleico são corados com o corante fluorescente brometo de etídio, de modo a que os "padrões de bandas" dos fragmentos possam ser visualizados através da exposição do gel à luz ultravioleta. As bandas do ácido nucleico alvo são transferidas para uma membrana que é então exposta ao ácido nucleico da sonda[26].

Vantagens: Permite a determinação do fragmento de ácido nucleico alvo específico que transporta a sequência de bases de interesse.

Desvantagens: A elevada intensidade de trabalho impede a sua utilização comum.

Hibridação em sanduíche
São utilizadas 2 sondas. Uma sonda ligada ao suporte sólido não está marcada e, através da hibridação, captura o ácido nucleico alvo da amostra testada. A presença deste duplex é então detectada utilizando uma segunda sonda marcada que é específica para outra parte da sequência alvo.
Vantagens:
- A colocação em sanduíche do alvo diminui as reacções não específicas.
- Utilizado para testar um número relativamente elevado de espécimes.

Desvantagens: Requer uma série de etapas de processamento e lavagem.

Etapa 4 (Deteção da hibridação):
- A deteção de híbridos utilizando sondas marcadas radioactivamente é feita através da exposição da mistura de reação a uma película radiográfica (autorradiografia).
- Marcação não radioactiva - utilizando colorimetria, fluorescência ou quimioluminescência - A deteção pode ser automatizada utilizando espectrofotómetros, fluorómetros ou luminómetros, respetivamente. [27]

Vantagens das sondas de ADN:
- Capaz de detetar apenas 10^2 - 10^4 células do agente patogénico periodontal.
- Sensibilidade e especificidade não afectadas pela presença de bactérias não relacionadas em amostras de culturas mistas.

Desvantagens:
- Sonda disponível apenas para alguns agentes patogénicos putativos.
- Não há informações sobre a sensibilidade aos antibióticos das bactérias infectantes.

Tipos de sondas de ADN:
Com base no comprimento da base
1. **Longo:** várias centenas a vários milhares de bases.
   Por exemplo, sonda para todo o genoma, sondas clonadas.
2. **Curta:** menos de 100 bases, normalmente 16-30 bases.
   Por exemplo, sondas de oligonucleótidos

Sondas genómicas completas:
Produzido através do isolamento do ARN de um organismo e da sua marcação com um grupo recetor.

Vantagens:
1. O mais simples de fazer
2. Detectam geralmente todas as estirpes de uma espécie filogeneticamente coerente.

Desvantagens:
Reatividade cruzada frequente com espécies estreitamente relacionadas.

Sondas clonadas:
2 tipos - Aleatório e específico

Clonado ao acaso:
Produzido através do corte em fragmentos do ADN do organismo-alvo com uma endonuclease de restrição e da clonagem dos fragmentos aleatórios. Reage com estirpes da espécie-alvo mas não com outras espécies, ou seja, é seletivo.

Vantagens: Mais específicas (menos reactivas cruzadas) do que as sondas genómicas completas.

Desvantagens: Requerem uma validação extensiva com numerosas estirpes.

Clonagem específica:
Utilizar um pedaço de ADN com uma função conhecida, como o ADN que codifica uma proteína específica ou um fator de virulência.

Vantagens: Muito útil para discriminar estirpes não virulentas de organismos de estirpes virulentas.

Desvantagens: É necessária uma validação exaustiva deste tipo de sonda.

Sondas de oligonucleótidos:

Com base na informação sobre a sequência do ADN ou ARN alvo, as sondas de oligonucleótidos podem ser concebidas para detetar apenas ADN/ARN de sequência conhecida.

Vantagens: A sua conceção baseia-se numa base de dados sequencial.

Desvantagens:
1. Requerem uma validação exaustiva
2. Uma única alteração de base no ácido nucleico alvo de uma estirpe bacteriana pode fazer com que essa estirpe não seja reconhecida pela sonda.

Luchnan et al 2003 A avaliação de sondas de ADN para a deteção de P.gingivalis em periodontite crónica clinicamente diagnosticada mostrou que a sonda de ADN é específica e sensível a qualquer uma das 5 estirpes de P.gingivalis e pode ser um método adequado para o diagnóstico clínico da periodontite crónica.

- A sonda de ADN para P.gingivalis é mais superior do que o cultivo bacteriano (74% vs 20%).

Reação em cadeia da polimerase.

a. PCR (reação em cadeia da polimerase):
Inventado por Saiki e colaboradores em 1985. Método de amplificação de ácidos nucleicos alvo mais utilizado. O método combina os princípios da hibridação de ácidos nucleicos complementares com os da replicação de ácidos nucleicos que são aplicados repetidamente através de numerosos ciclos.

Por este método, uma única cópia de um ácido nucleico alvo frequentemente indetetável por métodos de hibridação padrão é multiplicada por 10^7 ou mais cópias num período relativamente curto.

Envolve 30-50 ciclos repetitivos, o produto de 1st ciclo torna-se o modelo para o seguinte.

Passos:
1. Desnaturação do ácido nucleico alvo
2. Ácido nucleico alvo de recozimento do iniciador.
3. Extensão do primer - duplex alvo.

Passo 1
O ácido nucleico alvo é primeiro libertado dos organismos por métodos térmicos, químicos ou enzimáticos. A desnaturação a uma única cadeia é efectuada aquecendo as amostras a 94° C.

Passo 2
Os primers são sequências curtas de ácido nucleico (ou seja, oligonucleótidos, normalmente com 20-30 nucleótidos de comprimento) que são selecionados para hibridizar especificamente (anelar) com um determinado ácido nucleico alvo, funcionando essencialmente como uma sonda. Os primers são concebidos para serem utilizados em pares que flanqueiam a sequência alvo de interesse. Quando o par de primers é misturado com o ADN-alvo desnaturado, um dos primers recoze num local específico numa extremidade da sequência-alvo de uma cadeia-alvo, enquanto o outro primers recoze num local específico na extremidade oposta da outra cadeia-alvo complementar. O processo de recozimento é efectuado a 50-88° C ou superior.[28]

Passo 3
O recozimento dos iniciadores para as sequências alvo fornece o formato de modelo necessário que permite à ADN polimerase adicionar nucleótidos ao terceiro terminal de cada iniciador e produzir por extensão uma sequência complementar ao

modelo alvo.

A Taq polimerase é a enzima normalmente utilizada para a extensão do iniciador, que ocorre a 72° C.

Para manter ciclos de reação contínuos, são utilizados "termocicladores" programáveis. Estes ciclos retêm o recipiente de reação e conduzem a mistura PCR através de cada passo da reação à temperatura exacta e durante a duração ideal. No final do primeiro ciclo, são produzidos 2 fragmentos de cadeia dupla que contêm a sequência alvo.

A desnaturação do segundo ciclo produz, então, quatro modelos aos quais os primers se ligam. Após o segundo ciclo de extensão, haverá quatro fragmentos de cadeia dupla que contêm o ácido nucleico alvo. Assim, com a conclusão de cada ciclo, há uma duplicação do ácido nucleico alvo e, após 30-40 ciclos, estarão presentes na mistura de reação 10 -10^{78} cópias alvo[29].

Deteção de produtos PCR:

O produto de amplificação PCR específico que contém o ácido nucleico alvo de interesse é designado por amplicano.

Deteção de amplicantes específicos através da utilização de sondas marcadas.

As moléculas receptoras penetram em sinais radioactivos, colorimétricos, fluorométricos ou quimioluminescentes.

A deteção de amplicantes com base em sondas tem dois objectivos.
1. Permite a visualização do produto PCR
2. Proporciona especificidade ao garantir que a amplificação é a sequência-alvo de interesse e não o resultado de uma amplificação não específica.

Vantagens:
1. Relativamente fácil de realizar.
2. Demonstra excelentes limites de deteção e é altamente específico para A.a. e P.gingivalis
3. Muito pouca reatividade cruzada.

Desvantagens:
1. Oferecer apenas resultados qualitativos.
2. Pode detetar níveis de agentes patogénicos demasiado baixos para terem significado clínico.
3. São utilizadas pequenas alíquotas para o processo de amplificação. Se esta amostra não contiver os microrganismos visados, o ensaio não os detectará.

Modificações da PCR:
1. **PCR múltipla**

Está incluído mais do que um par de primários.

Vantagens:
- Podem ser utilizados como controlos internos.
- Pode ser utilizado para procurar diferentes alvos utilizando uma única reação.

Limitações:

Pode causar interferências no processo de amplificação quando são utilizados vários pares de primers diferentes, pelo que a otimização das condições pode ser difícil.

2. **PCR aninhada**

Essencialmente uma amplificação de uma sequência interna a um amplicão que envolve a utilização sequencial de 2 conjuntos de iniciadores, ou seja, o primeiro conjunto de iniciadores é utilizado para amplificar uma sequência alvo, obter um amplicão, que é depois utilizado como sequência alvo para uma segunda amplificação utilizando iniciadores internos ao primeiro amplicão.

Vantagens: Extrema sensibilidade e especificidade confirmada sem necessidade de utilizar sondas.

3. **PCR quantitativa**
4. Uma abordagem que permite a deteção e identificação de agentes infecciosos e a quantificação do número real de alvos originalmente presentes na amostra clínica.

O ensaio de PCR múltiplo pode detetar apenas 50 células de A.a.comitans e P.gingivalis e 500 células de B.forsythus em amostras de placa.

A PCR apresenta os melhores limites de deteção, identificando apenas 3-5 células, e não apresenta reatividade cruzada em condições de amplificação optimizadas. Em comparação com os métodos de cultura, o método PCR demonstrou uma sensibilidade de 45% e uma especificidade de 79% para A.a 100% e uma especificidade de 38% para P.gingivalis.

Ishikawa et al 2001, utilizando a PCR, demonstraram que a frequência de deteção de T. denticola e P. gingivalis em amostras de placa bacteriana de doentes com periodontite agressiva é de 73,7% e 84,2%, respetivamente, e de doentes com periodontite crónica é de 93,8% e 95,3%, enquanto os indivíduos saudáveis tinham 5% e 10%, respetivamente. Sugeriram que estes organismos estão associados à gravidade da destruição dos tecidos periodontais.

Testes laboratoriais precisos para a deteção e quantificação de agentes patogénicos periodontais em amostras de placa subgengival de pacientes com doença periodontal estão a tornar-se essenciais para estudar a patogénese desta condição polimicrobiana. Clauda et al (2005) utilizaram o ensaio de PCR em tempo real para a quantificação de vários organismos. Concluíram que a PCR em tempo real fornece um método fiável para a quantificação de periodontopatógenos e pode ser útil para compreender a etiologia complexa observada nas doenças periodontais[30].

Testes de diagnóstico comerciais:

Já foram comercializados testes de diagnóstico baseados neste sistema. Estes testes utilizam uma amostragem bacteriana da bolsa periodontal, quer com ponta de papel quer com cureta. São eles:

Evalusite - Este teste utiliza ELISA com anticorpos contra antigénios Pg, Pi e Ad. As reacções são realizadas num kit de reação simples do lado da cadeira. As amostras de placa subgengival são reagidas com anticorpos e substrato de deteção numa placa de reação de paredes múltiplas.

Omni gene - Trata-se de sistemas de sondas de ADN para uma série de bactérias subgengivais. Uma amostra de placa subgengival em papel é colocada no recipiente fornecido e enviada por correio para a empresa para ensaio. Estão disponíveis sondas para A.a.comitans, Pg, Pi, Eke, Fn, Cr, Td e T. pectinovorum.

Perioscan - Este kit de cadeira utiliza o teste BANA para proteases do tipo tripsina bacteriana. Estas são produzidas principalmente por Pg mas, em menor grau, por Bf e Td. Uma amostra de placa subgengival é reagida no kit com o substrato ligado a um sistema de deteção de cor. O sistema é particularmente simples de utilizar.

Sistema Diamond Perioprobe 2000 - Foi concebido de forma a combinar as caraterísticas de uma sonda periodontal com a deteção de compostos de enxofre voláteis na bolsa periodontal. No entanto, uma vez que não existem estudos longitudinais sobre a relação entre os compostos de enxofre voláteis e a periodontite progressiva, o seu potencial de diagnóstico é desconhecido[30].

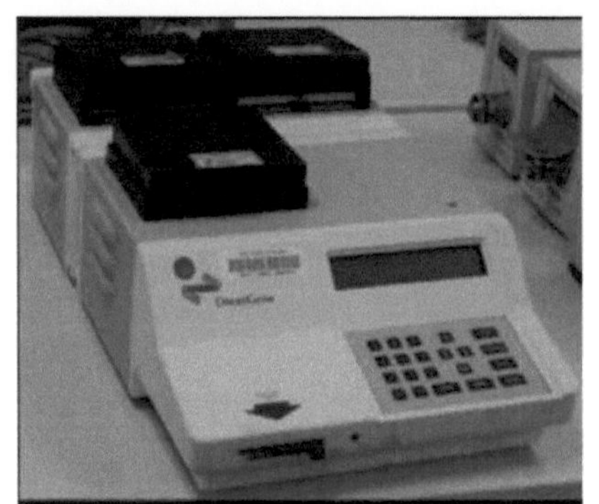

OMNI GENE

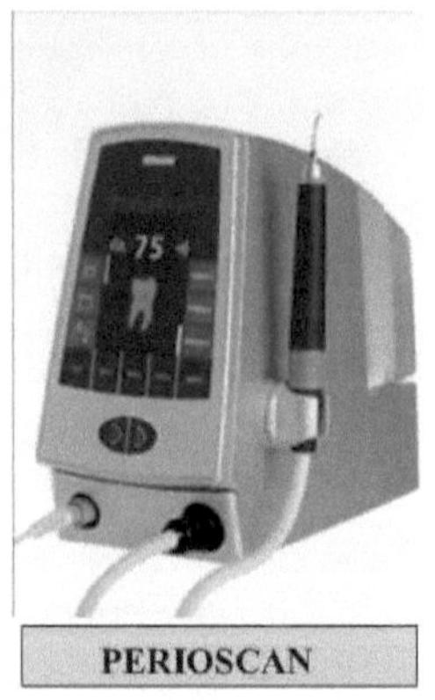

PERIOSCAN

<u>POLARIZAÇÃO QUANTITATIVA POR FLUOROSCÊNCIA</u>

As moléculas marcadas com uma etiqueta de fluorescência emitem luz fluorescente no mesmo plano polarizado quando excitadas com luz polarizada plana, desde que a molécula permaneça estacionária durante o estado excitado. Foram desenvolvidos instrumentos (analisador FPM-1 FP) para medir este fenómeno em tempo real. As proteínas marcadas têm massa suficiente para rodar apenas ligeiramente, e a luz emitida que é medida a partir delas permanece polarizada após a adição de enzimas proteolíticas, o valor de milipolarização (mP) diminui com o tempo, uma vez que as pequenas moléculas marcadas que resultam da degradação produzem movimento cinético suficiente para despolarizar a luz e, assim, reduzir o valor (mP). Uma fração fluorescente 4,4'difluoro- 5, 7-dimetil-4boro-3a,4a-diaza-s-indaceno 3propriónico, succinimidiléster (BODIPY FL C3- SE) foi ligada para produzir um substrato fluorescente adequado, a caseína bovina, para produzir um substrato fluorescente adequado para este fim. Os investigadores demonstraram igualmente que estes ensaios podem ser efectuados na presença de bactérias inteiras. Este método foi utilizado para detetar a proteína extracelular de Mycobacterium bovis e poderia ser adaptado para medir proteínas ou proteases de bactérias de placa que podem clivar a caseína[31].

No entanto, esta técnica pode ser difícil de reduzir e utilizar simplesmente na prática dentária[32].

COMPOSTOS DE ENXOFRE VOLÁTEIS:

Os compostos de enxofre voláteis, como o sulfureto de hidrogénio, o metilmercaptano e o sulfureto de dimetilo, são todos subprodutos tóxicos do metabolismo das bactérias anaeróbias gram-negativas dos aminoácidos que contêm enxofre. O sistema diamondprobe/perio 2000, recentemente desenvolvido no mercado, foi concebido de forma a combinar as caraterísticas de uma sonda periodontal com a deteção de compostos de enxofre voláteis nas bolsas periodontais. Também se demonstrou que a leitura de sulfureto das sondas relaciona os parâmetros clínicos da atividade da doença da sonda era fraca tanto nas gamas baixas como nas altas da sua escala. A sensibilidade teria de ser melhorada para que este instrumento fosse adequado para utilização clínica[33].

<u>AVANÇOS NA CARACTERIZAÇÃO DA RESPOSTA DO HOSPEDEIRO</u>

A avaliação da resposta do hospedeiro refere-se ao estudo dos mediadores que são reconhecidos como parte da resposta do indivíduo à infeção periodontal. Estes mediadores são especificamente identificados com a infeção, como os anticorpos contra um agente patogénico protetor, ou representam uma reação menos específica, como a libertação local de mediadores inflamatórios, enzimas derivadas do hospedeiro ou produtos de degradação dos tecidos. A resposta do hospedeiro à doença periodontal envolve aspectos de inflamação aguda e crónica, respostas imunitárias humorais e celulares. Os mediadores que representam cada um destes sistemas têm sido avaliados como testes de diagnóstico em periodontia clínica a partir de amostras que normalmente envolvem técnicas não invasivas ou minimamente invasivas. Estes testes podem fornecer informações sobre o processo destrutivo em si, a atividade atual da doença, a taxa de progressão da doença, os padrões de destruição, a extensão e a gravidade da futura degradação e a resposta provável à terapia. [34]

Marcadores de doença periodontal que podem ser utilizados para o diagnóstico:
1. Mediadores e produtos inflamatórios
2. Enzimas de origem tecidular
3. Marcadores de degradação do tecido conjuntivo
4. Proteínas de reabsorção óssea

Origem das amostras:

As fontes potenciais de amostra incluem saliva, fluido crevicular gengival (GCF), células creviculares gengivais, soro sanguíneo, células sanguíneas e urina. No entanto, a análise da urina é pouco promissora, exceto no que diz respeito à sua utilização no diagnóstico diferencial da perda de dentes relacionada com a hipofosfatasia em crianças pequenas, nas quais a presença de fosfoetanolamina na urina é um diagnóstico da doença. Até à data, a maioria dos esforços tem-se baseado na utilização de componentes do FGC e, em menor grau, da saliva e do sangue[35].

Recolha de amostras de saliva:

Normalmente, é necessária saliva inteira não estimulada, uma vez que conterá factores provenientes tanto das glândulas salivares como da cavidade oral e do FGC que nela flui. A amostra pode normalmente ser cuspida para um recipiente estéril e depois processada de acordo com os requisitos do potencial marcador de interesse.

Amostragem do GCF:

O consenso geral é que o método de escolha é aquele que causa menos interferência no local e que demora menos tempo a colher o fluido presente no local antes da amostragem. Assim, a colheita de amostras durante 30 segundos ou menos, através da colocação de tiras de papel no orifício do local, parece ser ideal, desde que garanta uma amostra suficiente para analisar a técnica utilizada. [36]

MEDIADORES E PRODUTOS INFLAMATÓRIOS

As citocinas são potentes mediadores locais da inflamação que são produzidos por uma variedade de células. As citocinas como marcadores de diagnóstico incluem TNF-α, IL-1 α; IL-1β, IL-6; IL-8, IL-1, 6 & INF-α são produzidas por uma variedade de células em locais inflamados. São potentes moléculas reguladoras do sistema imunitário com uma variedade de efeitos biológicos, incluindo a estimulação das MMP e a reabsorção óssea; parecem ser boas candidatas a marcadores da progressão da doença; estudos transversais efectuados por Stasheuko et al. em 1991 mostraram uma boa correlação com o estado e a gravidade da doença, mas sem progressão da doença.

A prostaglandina E2 é um produto da via da ciclo-oxigenase do metabolismo do ácido araquidónico. É um potente mediador da inflamação e induz a reabsorção óssea. [37]

Offenbacher et al demonstraram que os níveis de PgE2 no fluido crevicular (FC) podem prever a progressão da doença periodontal ativa. Estudaram 41 pacientes adultos com periodontite durante um período de 3 anos. As medições do nível de aderência e os níveis de PgE2 no fluido crevicular em torno de dentes selecionados foram determinados em intervalos de 3 meses. Verificou-se que os níveis de GCF PGE2 aumentam significativamente antes de um episódio de perda de fixação num local específico, atingem um nível máximo em locais com destruição ativa e diminuem após o tratamento do local[38].

a. Resposta imunitária humoral:

Os pacientes com várias formas de doença periodontal produzem anticorpos contra antigénios de bactérias periodontopáticas (Lamster 1002, Page 1992). Estes podem ser detectados no soro, saliva, tecido gengival e FGC.

Saliva: Sandholm et al 1984 descobriram que os níveis de anticorpos específicos IgG e IgA salivares são muito baixos em indivíduos saudáveis, em comparação com o aumento de IgG em doentes com periodontite moderada e avançada.

Niemann et al 1997 descobriram que o anticorpo IgA específico para A.a.comitans está presente na saliva de pacientes com periodontite refractária

Reiff et al 1984 descobriram que existe uma redução específica nas concentrações séricas e salivares de IgG e IgA após o tratamento periodontal de doentes com periodontite crónica devido à redução do estímulo antigénico. Esta redução é mais pronunciada na periodontite inicial do que em casos mais avançados. [39]

GCF: No GCF, a quantidade total de imunoglobulina (Ig) correlaciona-se positivamente com a do tecido gengival adjacente. Isto mostra que tanto os anticorpos do soro como os produzidos localmente contribuem para os do FGC. A relação dos anticorpos do FGC com o estado periodontal foi estudada por Page 1992 e Lamster 1992

Soro: Estudos realizados por Lamster e Page compararam os títulos de anticorpos específicos para antigénios de bactérias periodontais com o estado da doença periodontal, mas não encontraram qualquer correlação entre eles. A relação dos anticorpos específicos no FGC com os do soro também é complexa, sendo alguns mais elevados e outros mais baixos, com uma variação considerável de doente para doente e de local para local em medições sequenciais no mesmo local.

b. Complemento:

As proteínas do complemento estão presentes no FGC de locais com inflamação e os fragmentos divididos C3 e o fator B foram detectados na gengivite experimental (Patters 1989). No entanto, nenhum destes factores foi associado à atividade da doença.

c. Resposta imunitária celular:

A neopterina é um marcador bem estabelecido da resposta imunitária celular e as suas concentrações nos fluidos corporais têm sido utilizadas como uma indicação do grau da sua ativação. Vrecko et al, em 1997, mostraram que a concentração de neopterina na saliva estava significativamente correlacionada com o número de dentes com bolsas profundas na boca. Também os indivíduos com mais de 20 dentes tinham uma concentração de neopterina significativamente menor do que aqueles com 1-20 dentes. [40]

d. Citocinas:

Na saliva: Foram efectuadas investigações na saliva apenas sobre o PAF (fator de ativação das plaquetas) que estimula as actividades e a produção de plaquetas. Verificou-se que o PAF salivar é significativamente mais elevado em doentes com periodontite crónica não tratada, em comparação com os controlos (Garito 1995 e Rasch 1995). Os seus níveis estão correlacionados com índices clínicos de gravidade e extensão da doença e também reduzem significativamente após o tratamento periodontal. [41]

Em CCA: Honig et al 1989 encontraram IL-1α e IL-1β na gengiva inflamada. Masada et al 1990 encontraram-nas em quantidades mais elevadas em locais com periodontite, em comparação com locais saudáveis.

Rossomondo et al., 1990, descobriram que o TNF-α também está presente no FGC, mas não se correlaciona com a profundidade de sondagem ou com a inflamação gengival e a sua quantidade total é inversamente proporcional à inflamação dos tecidos

Jin et al, em 2002, demonstraram que se verificava uma diminuição significativa dos níveis de IL-8 após o tratamento periodontal, juntamente com uma diminuição correspondente da elastase dos PMN e dos agentes patogénicos putativos.

No entanto, o nível de capacidade preditiva destas citocinas não é claro porque o número de sítios verdadeiros e falsos positivos e negativos não foi calculado e não foi relacionado no teste de diagnóstico. A verdadeira relação destas citocinas com a atividade da doença periodontal só se tornará mais clara com outro estudo longitudinal durante um período de tempo mais longo e utilizando um maior número de doentes com periodontite crónica.

e. Prostaglandinas:

Vários estudos realizados por Offenbacher et al 1986; 1993 mostram e correlacionam os níveis de PGE2 nos tecidos periodontais e GCF com a gravidade da doença periodontal[42].

Testes de diagnóstico:

1. *Periotemp* - foi desenvolvido para medir pequenas alterações na temperatura subgengival e também foram encontradas comparações transversais positivas com parâmetros clínicos.

2. *Potenciais testes de diagnóstico dignos de desenvolvimento t*- GCF A PGE2 tem um grande potencial como teste de rastreio da atividade periodontal e é possível avaliar a PGE2 através de um teste ELISA desenvolvido comercialmente, utilizando anticorpos monoclonais anti-PGE2, que poderá ser adequado para utilização clínica. As citocinas também podem ser analisadas utilizando a técnica ELISA.

Vantagens:

• PG-E2 do GCF conhecido por ter atividade preditiva da doença em estudos longitudinais

• A técnica ELISA pode ser utilizada para detetar citocinas e PGE2, que poderiam ser desenvolvidas em kits chair side.

• Simples de utilizar; fácil de ler

• Podem ser mostrados ao doente e relacionados com o local do dente[43].

ENZIMAS DE ORIGEM TECIDULAR

As células inflamatórias contêm enzimas que podem ser libertadas por estas células durante a sua função ou quando se degeneram. As principais enzimas libertadas por estas células são:

1. Proteolysis enzymes	2. Hydrolytic enzymes
Collagenases	Aryl sulphates
Elastase	β-glucuronidase
Cathespins G	Alkaline phosphatase
Cathespins B	Acid phosphatise
Cathespins D	Myeloperoxiadse
Dipetidylpeptidases	Lysozyme
Tryptase	Lactoferrin.

Colagenase e metaloproteinases relacionadas:
Saliva: Os níveis salivares de MMP-8 e 9 são mais elevados na periodontite crónica não tratada do que nos controlos saudáveis (Hayakawa 1994 Matsuki 1996)

Os níveis de MMp-2, 8 & (reduzem significativamente após o tratamento (Hayakawa 1994; Makela 1996)

O TIMP-1 é mais baixo na periodontite crónica não tratada do que nos controlos saudáveis (Hayakawa 1994; Matsuki 1996)

Contrariamente, na PJL predomina a MMp-1 salivar, mas os níveis de colagenase presentes são significativamente menores do que na periodontite crónica não tratada ou tratada ou em controlos saudáveis (Ingman 1993).

GCF: O nível de colagenase GCF em gengivites naturais e experimentais e a quantidade correlacionada com a gravidade da inflamação (Kowashi et al, 1979; Overall e Sodek, 1978).

Os níveis de colagenase também se correlacionaram com a quantidade de perda de aderência na periodontite induzida por ligadura em cães e a enzima latente predominou em locais saudáveis e com gengivite. (Kryshalskyi e Sodek, 1987)

Também foi demonstrado que a colagenase predominante no FGC é a MMP-8, proveniente principalmente dos PMNs, e que os níveis de MMP-8 e -9 no FGC são significativamente mais elevados nos doentes com periodontite crónica não tratados do que nos controlos saudáveis. (Ingman et al, 1996)[44].

Cisteína proteinases:
As catepsinas B, L e H são uma família de cisteína proteinases intracelulares que podem degradar componentes extracelulares, incluindo o colagénio (Dickson, 2000). São também particularmente activas durante a reabsorção óssea por fibroblastos, macrófagos e osteoclastos.

Saliva: Não existem estudos sobre os potenciais marcadores de cisteína-proteinases porque existem níveis elevados de cistatina (inibidores tecidulares de cisteína-proteinases) na saliva, o que é suficiente para inibir as actividades deste grupo de enzimas nesta situação.

FGC: As catepsinas B e L estão presentes no tecido gengival e no FGC. Os níveis de catepsinas B e L estão significativamente correlacionados com o aumento da inflamação gengival, profundidade de sondagem, nível de inserção e perda óssea. Para além disso, os níveis reduzem significativamente após o tratamento periodontal (Cox e Eley, 1992)

Proteinases de aspartato:

A catepsina D encontra-se no tecido gengival e no FGC e os níveis de FGC demonstraram estar significativamente correlacionados com o aumento da inflamação gengival, a profundidade de sondagem, o nível de inserção da sonda e a perda óssea (Ishikawa et al, 1972).

Serina proteinases:
Elastase

A elastase no tecido gengival é produzida por PMNs e é mantida na célula numa forma inativa, provavelmente ligada a um inibidor. É inibida no tecido pelo inibidor de α_1 -proteinase (α_1-PI), α_2- Macroglobulina (α_2-M), inibidor de protease leucocitária secretora (SLPI) e antileucoprotease cutânea (SKLAP). A elastase é capaz de degradar proteoglicanos e pode também ativar a colagenase latente. A elastase está presente tanto na saliva como no FGC e pode ser analisada bioquimicamente a partir destas fontes[45].

Saliva: Os níveis de Elastase salivar são muito baixos em doentes periodontalmente saudáveis e nulos em doentes edêntulos (Pederson et al, 1995). O nível médio de Elastase aumentou significativamente em grupos sucessivos de pacientes, desde gengivite a periodontite precoce, periodontite moderada e periodontite avançada.

GCF: Os níveis de elastase do GCF estão significativamente correlacionados com o aumento da inflamação gengival, profundidade de sondagem, nível de inserção à sondagem e perda óssea e o seu nível também diminui significativamente após o tratamento periodontal (Eley e Cox, 1992). Estão presentes níveis nulos em locais saudáveis, níveis baixos a moderados em locais com gengivite e níveis muito elevados em locais com periodontite (Eley e Cox, 1993).

Triptase

A atividade da triptase está presente em grandes quantidades no tecido gengival e em pequenas quantidades no FGC quando medida bioquimicamente e foi localizada nos mastócitos gengivais. A triptase cliva o terceiro componente do complemento e pode ativar a colagenase latente. Pode estimular a libertação de colagenase dos fibroblastos gengivais. A atividade da triptase do FGC está correlacionada com parâmetros clínicos de gravidade da doença, incluindo a fixação à sondagem e a perda óssea, e diminui significativamente após o tratamento periodontal ((Eley e Cox, 1992).

β - Glucoronidase e arilsulfatase:

Foram efectuados estudos exaustivos sobre a B-Glucoronidase e a arilsulfatase, sendo este trabalho revisto em Lamster (1992) e Page (1992). Ambas as enzimas são lisossómicas e encontram-se nos PMNs. A B-Glucoronidase é uma hidrolase ácida que é considerada um marcador da libertação primária por estas células.

Em estudos transversais, ambas as enzimas no FGC demonstraram ter correlações estatisticamente significativas com a inflamação gengival, a profundidade da bolsa e a perda de osso alveolar. Os níveis destas enzimas são também mais elevados em locais doentes do que em locais saudáveis e os seus níveis diminuem após o tratamento periodontal (Lamster, 1992)[46].

Fosfatase alcalina:

Pensa-se que os fosfatos alcalinos desempenham um papel no metabolismo ósseo e encontram-se nos PMNs. Um estudo transversal da fosfatase alcalina do FGC em doentes com periodontite demonstrou que esta se correlacionava positiva e significativamente com a profundidade da bolsa, mas não com a perda óssea (Ishikawa e Cimasoni, 1970) e que se encontra em níveis mais elevados em locais doentes do que em locais saudáveis (Chapple et al, 1994).

Fosfatase ácida:

A fosfatase ácida está presente nas células inflamatórias e foi detectada no FGC (Binder et al, 1987). No entanto, os níveis não estão correlacionados com as medições da gravidade ou da atividade da doença.

Mieloperoxidase:

A mieloperoxidase (MPO) é uma enzima antimicrobiana potente produzida pelos PMNs. Os níveis salivares de MPO são significativamente mais elevados em doentes com periodontite crónica não tratada em comparação com indivíduos saudáveis de controlo e os seus níveis diminuem significativamente com o tratamento periodontal (Guven et al, 1996; Over et al, 1993; Sumalalainen et al, 1996). Os níveis de MPO do FGC são mais elevados nos locais com periodontite do que nos locais de controlo e os níveis diminuem após o tratamento periodontal. No entanto, não se verificou uma correlação entre a atividade da MPO e os índices clínicos de gravidade da doença (Cao e Smith, 1989; Smith et al, 1986).

Lisozima:

A lisozima (muramidase) é uma enzima antibacteriana que se encontra nas secreções corporais, nomeadamente nas lágrimas e na saliva. Também se encontra no FGC. Os níveis de lisozima salivar são significativamente mais baixos em doentes com periodontite crónica e diabetes mellitus dependente de insulina do que em indivíduos saudáveis (Suomalainen et al, 1996). Nas FGC, foi relatado que os níveis de lisozima em doentes com periodontite agressiva localizada (PAL) são significativamente mais elevados do que em indivíduos saudáveis de controlo. Foi também demonstrado que estes níveis se reduzem ao normal após o tratamento (Suomalainen et al, 1996)[47].

Lactoferrina:

A lactoferrina é um agente antibacteriano produzido por células inflamatórias. Os níveis de lactoferrina salivar e do FGC estão significativamente aumentados em doentes com LAP não tratados em comparação com controlos saudáveis e diminuem para níveis normais após o tratamento periodontal (Suomalainen et al, 1996).

No entanto, todos estes estudos indicam que nenhuma destas enzimas parece ter
potencial de diagnóstico. [48]

Kits de diagnóstico comerciais:
Periocheck (ACTech)

Este sistema detecta a presença de proteinases neutras, como a colagenase, nos
GCF. Utiliza-se uma tira de papel para obter uma amostra de FGC, que é depois colocada
em contacto com um gel de colagénio ao qual foi ligado covalentemente um corante azul.
Incuba-se em seguida a 43^0 C. Se a amostra contiver proteinases neutras, estas atacarão o
gel de colagénio e libertarão o corante azul. O corante azul libertado produz uma
coloração azul na tira, cuja intensidade é proporcional à quantidade de enzima presente
na amostra. A intensidade e a área da cor azul são classificadas numa escala de 0 a 2,
comparando-as com três padrões num cartão de cores fornecido com o kit[49].

Prognóstico (Dentsply)

Este método detecta a presença de elastase em amostras de GCF. Uma amostra
de GCF é colhida em tiras de papel especiais que foram impregnadas com o derivado
peptidílico adequado de 7-amino triflurometilcumarina. O substrato utilizado é o Meo
Suc Ala Ala Pro Val AFC, que detecta a elastase. Se a elastase estiver presente na amostra,
reage com o substrato em 4-8 minutos, libertando o grupo de saída fluorescente AFC.
Este liberta uma fluorescência verde que pode ser observada na tira sob luz UV. A
intensidade da fluorescência é proporcional à quantidade de GCF na amostra e é avaliada
comparando-a com os padrões AFc[50].

Potenciais testes de diagnóstico que merecem ser desenvolvidos:
β - Glucuronidase

Está a ser desenvolvido um kit que utiliza um substrato histoquímico para a
enzima acoplado a um sistema de deteção de cor que é libertado se a enzima atacar o
substrato[51].

Cisteína e serina proteases

Este sistema foi desenvolvido cerca de 4 anos antes do sistema Dentsply para
elastase e tem as seguintes vantagens

- Pode ser modificado para detetar uma série de proteinases diferentes, incluindo
  as serino-proteinases elastases, triptase e DDP II e IV e as cisteíno-preoteinases
  catepsina b & L. Pode também ser modificado para detetar as proteases
  bacterianas gengivaína e DDP no GCF, de modo a que este sistema possa também
  ser utilizado para estas proteases.
- A amostra GCF é recolhida numa tira de papel normal e, por conseguinte, o
  substrato peptídico e o grupo de saída não são introduzidos na fenda gengival
  como no sistema Dentsply.
- Mais importante ainda, o tampão de ensaio pode ser seletivo para a enzima em
  questão, tornando-o com o pH correto e incluindo no tampão quaisquer

activadores necessários da enzima em questão. Pode também incluir quaisquer inibidores necessários de outras proteases potencialmente interferentes que possam clivar o mesmo substrato que a enzima desejada.

* O método de deteção de cor desenvolvido para este sistema é muito mais conveniente para utilização na prática dentária, uma vez que não requer qualquer aparelho especial.

Este sistema demonstrou ser exato e fiável em comparação com o ensaio bioquímico quantitativo fluorométrico completo. O sistema de cor foi mais sensível do que a fluorescência e não requer nenhum aparelho especial no contexto clínico. [51]

Vantagens:

* Alguns marcadores, por exemplo, a catepsina B, a elastase, a DDP II e IV e a B-glucuronidase, são preditivos da atividade da doença em estudos longitudinais.

* São simples de utilizar, nomeadamente os sistemas de deteção de cores

* Podem ser lidos num curto espaço de tempo

* Podem ser mostradas ao doente e relacionadas com o local do dente.

Desvantagens:
* A escolha do biomarcador mais adequado pode ainda ser difícil no estado atual dos conhecimentos.
* Há dificuldade em determinar os sítios a amostrar e quando os amostrar
* Se uma fração estiver associada à inflamação, isto pode mascarar a sua associação a doenças destrutivas.
* Os presentes ensaios não têm em conta os mecanismos de controlo biológico

* Custo.

ENZIMAS LIBERTADAS PELAS CÉLULAS MORTAS
As enzimas libertadas pelas células mortas incluem:
1. Aspartato amino transferase 2. Lactato desidrogenase

A AST e a LDH são enzimas citoplasmáticas solúveis que estão confinadas ao citoplasma das células, mas são libertadas por células mortas ou moribundas. Uma vez que a morte celular é um componente integral e essencial da destruição dos tecidos periodontais, estas enzimas devem ser libertadas durante este processo e devem passar com os exsudados inflamatórios para o FGC[51].

Aspartato amino transferase:
Foi demonstrado que os níveis de AST do FGC aumentam durante o desenvolvimento da periodontite induzida por ligaduras (Chambers 1984). Também

demonstrou que os níveis de AST do FGC estavam relacionados com a perda de ligação confirmada.

Na gengivite experimental humana, o nível de amostras de FGC colhidas durante o desenvolvimento e a resolução da doença foi significativamente associado à inflamação gengival (Person et al 1990).

Num estudo transversal, foi demonstrado que a AST do FGC se correlaciona com os índices clínicos de gravidade da doença (Imrey 1991)

Page et al 1992 realizaram um ensaio multicêntrico utilizando um teste colorimétrico dicotómico que se torna positivo quando estão presentes 800 unidades ou mais de GCF AST. As amostras são recolhidas antes e depois do tratamento periodontal e mostraram que os níveis foram reduzidos abaixo do limite de deteção após o tratamento. [52]

Lactato desidrogenase:
A LDH tem sido correlacionada com a profundidade de sondagem e outros índices clínicos de gravidade da doença em estudos transversais. (Lamster 1988).

Amostragem de AST e LDH:
Estes podem ser recolhidos em tiras de papel convencionais deixadas no local durante 30 segundos

Produtos de degradação de células em degenerescência.

As células epiteliais produzem a proteína queratina, que forma a camada cornificada na superfície dos epitélios escamosos estratificados. A queratina pode ser libertada no ambiente destas células quando estas se transformam rapidamente ou são danificadas ou degeneram. Esta queratina libertada foi detectada na saliva e no FGC (Mclaughlin 1996)

Em doentes com periodontite crónica, as concentrações de queratina no FGC foram significativamente maiores em locais com gengivite ou periodontite do que em locais saudáveis, mas não foram detectadas diferenças entre locais com gengivite e periodontite. Não foram observadas diferenças para estes agrupamentos nos níveis salivares de queratina. A presença de queratina no FGC pode refletir danos no epitélio da bolsa que ocorrem nestas condições. No entanto, uma vez que este produto é incapaz de distinguir entre gengivite e periodontite num estudo transversal, não tem potencial como marcador da atividade da doença periodontal. [53]

<u>KITS DE TESTE COMERCIAIS</u>

Periogaurd AST no kit de teste GCF:

Este kit utiliza amostras de GCF em ponto de papel e deteção colorimétrica.

O kit de teste contém um tabuleiro com 2 poços de teste para cada dente e reagentes adequados para efetuar o teste. A tira contendo a amostra de GCF é colocada num dos poços e são adicionadas 2 gotas de reagente. Os alvéolos de controlo positivo e negativo são preparados utilizando as tiras fornecidas. Adicionam-se 2 gotas de solução aos poços e deixa-se incubar à temperatura ambiente. Após 9 minutos de incubação, adiciona-se a solução de substrato/deteção em intervalos de 10 minutos. Após 5 minutos, os resultados podem ser lidos a olho nu, comparando a cor do poço de teste com a cor do controlo positivo. Uma cor de maior intensidade do que a do controlo negativo é considerada positiva e uma cor de menor ou igual intensidade é considerada um resultado negativo. O teste foi concebido para ser positivo a $\geq$ 800 mUI de atividade AST e negativo a valores inferiores a 800 mUI[54].

Vantagens:
- A AST e a LDH estão associadas à atividade da doença, mas não a prevêem
- Simples de utilizar
- Ler após um curto intervalo
- Pode ser mostrado ao doente e relacionado com o local do dente

Desvantagens:
- A escolha do biomarcador mais adequado é difícil no estado atual dos conhecimentos
- Difícil determinar o local a amostrar
- Custo

MARCADORES DE DEGRADAÇÃO DO TECIDO CONJUNTIVO

Durante a sua passagem através do tecido inflamado, o GCF pode apanhar componentes normais da matriz extracelular ou produtos de degradação dos tecidos libertados durante o processo destrutivo. Os componentes que podem estar envolvidos neste processo são os seguintes

1. Tecido conjuntivo 2. Membrana basal
- Colagénios I, III, V - Colagénio IV
- Proteoglicanos - Laminina
- Hialuronano
- Fibronectina

A deteção dos produtos de degradação destas macromoléculas pode ser indicativa da degradação dos tecidos. Estes incluem:

Produto de decomposição de componentes
Hidroxiprolina de colagénio, ligações cruzadas de colagénio, N-peptídeo

Proteoglicanos GAGs

GAGs Sulfato de heparano, sulfato de condroitina-4

Fibronectina:

Está normalmente presente no FGC e estão presentes mais moléculas intactas em locais saudáveis e tratados do que em locais doentes (Lopatn et al 1989; Talonpoika 1989)

Péptidos que contêm hidroxiprolina:
Estes são libertados durante a degradação do colagénio e demonstrou-se que estão presentes no FGC colhido de cães com periodontite experimental (Svanberg 1987). No entanto, a relação deste péptido com a periodontite destrutiva humana não foi estudada até à data.

Glicosaminoglicanos:
Last et al., 1985, sugeriram que a presença de GAGs sulfatados no FGC parece estar correlacionada, numa base transversal, com as condições clínicas em que estão a ocorrer alterações de degradação nos tecidos periodontais mais profundos. [54]

Produtos de degradação dos proteoglicanos:
Okazaki et al 1996 mostraram que os níveis salivares de isómeros de dissacarídeos insaturados na saliva são significativamente mais elevados em doentes com periodontite crónica não tratada do que em indivíduos saudáveis de controlo.

Amostragem do GCF para estes componentes:
O FGC para deteção de péptidos contendo fibronectina e hidroxiprolina pode ser recolhido em tiras de papel. No entanto, a deteção de GAGs no FGC requer um grande volume de fluido produzido durante um longo período de recolha de cerca de 15 minutos, utilizando micropipetas. Isto é impraticável na situação clínica e pode também afetar significativamente a composição do FGC em relação à que é produzida por tempos de colheita curtos. Quanto mais longo for o tempo de recolha, será recolhido um fluido que consiste principalmente em exsudado inflamatório continuamente estimulado, em vez do fluido residual que contém adicionalmente componentes do ambiente local.

Métodos de isolamento e de deteção:
As técnicas bioquímicas utilizadas para isolar e detetar alguns destes componentes são difíceis de modificar para utilização na cadeira. Estes métodos são enumerados a seguir:
- Hidroxiprolina - HPLC
- Ligações cruzadas de colagénio - HPLC
- GAGs - extração e coloração com acetato de celulose

Problemas com a possível utilização clínica de produtos de degradação de tecidos:
- A maioria envolve técnicas complexas e dispendiosas para isolar e detetar
- Se estiverem presentes no FGC, requerem normalmente longos períodos de recolha utilizando uma micropipeta para obter quantidades suficientes para análise.
- Os longos períodos de recolha do FGC afectam a sua composição
- É necessário ter em conta o ciclo normal de síntese e degradação do tecido conjuntivo e do osso.
- A maioria não é adequada para utilização em cadeiras, porque é difícil desenvolver um sistema de deteção simplificado.

PROTEÍNAS ESPECÍFICAS DOS OSSOS

Várias proteínas morfogénicas ósseas estão envolvidas na mineralização óssea e algumas proteínas do tecido conjuntivo também desempenham um papel importante no processo de reabsorção óssea. Algumas delas foram consideradas como possíveis marcadores da atividade da doença periodontal e possíveis marcadores da reabsorção óssea.

Estes incluem:

- Osteonectina, pós-proteína óssea, osteocalcina, telopeptídeos, colagénio I, proteoglicanos

Osteonectina e fosfoproteína óssea (N-propetídeo):

É um componente da matriz óssea que se pensa desempenhar um papel importante na fase inicial da mineralização. A fosfoproteína óssea parece estar envolvida na fixação das células do tecido conjuntivo ao substrato. Estas duas proteínas foram detectadas no FGC de doentes com periodontite (Bowers et al 1989). Além disso, foi demonstrado que a quantidade total de osteonectina e de fosfoproteína óssea do FGC aumenta de acordo com a profundidade de sondagem do local. Por conseguinte, podem estar associadas à gravidade da doença periodontal. No entanto, não foram registados estudos longitudinais sobre estas proteínas. [55]

Um estudo colocou a hipótese de que as proteínas associadas ao tecido conjuntivo, tais como o CN-propeptídeo - colagénio tipo I e osteonectina, poderiam ser detectadas no fluido crevicular e poderiam refletir a atividade bioquímica do periodonto na doença e na saúde. Para testar esta hipótese, as amostras de FGC obtidas de pacientes com vários graus de doença periodontal foram analisadas quanto à presença de várias proteínas associadas ao tecido conjuntivo utilizando o ensaio dot blot. A quantidade destas proteínas detectadas no FGC pareceu aumentar com a profundidade de sondagem no local da amostra. Este estudo indicou que a medição da proteína associada ao tecido conjuntivo no FGC poderia revelar-se uma ferramenta valiosa para o diagnóstico de doenças periodontais[56].

Osteocalcina:

A osteocalcina é uma proteína de ligação ao cálcio de 540kD do osso e é a proteína não colagénica mais abundante dos tecidos mineralizados. Promove a ligação da hidroxiapatite, atrai quimiotacticamente células progenitoras e monócitos sanguíneos. Encontram-se níveis elevados de osteocalcina em períodos de rápida renovação óssea, como a osteoporose e a consolidação de fracturas. Assim, tem sido sugerida como possível marcador da reabsorção óssea e, consequentemente, da progressão da doença periodontal. A osteocalcina pode ser analisada utilizando anticorpos policlonais ou monoclonais por ELISA ou ensaio radioimune. Os estudos demonstraram que, na periodontite, os níveis variáveis de osteocalcina eram mais elevados nos locais de inflamação, o que se correlacionava com os parâmetros clínicos. Isto indica que a osteocalcina do FGC pode servir como indicador de perda óssea ativa na periodontite experimental, mas tem um valor baixo para a previsão negativa, o que significa que não conseguiria prever um número significativo de locais verdadeiramente activos.

Telopeptídeo carboxiterminal reticulado do colagénio de tipo I:

O telopeptídeo carboxiterminal de ligação cruzada de piridinolina (CTP) do colagénio de tipo I é um fragmento de 12-20 kD do colagénio ósseo de tipo I libertado pela digestão com tripsina ou colagenase bacteriana. Foi demonstrado que um CTP elevado coincide com a taxa de reabsorção óssea. Foi encontrada no FGC de doentes com periodontite e foram encontradas correlações positivas entre a CTP do FGC e a profundidade da bolsa, a perda óssea radiológica, o índice de hemorragia papilar e o índice de placa. Isto indica que os níveis de CTP do FGC se relacionam positivamente com índices de perda óssea alveolar ativa e podem servir como marcador de perda óssea futura.

Desenvolvimento de testes de diagnóstico:

A maioria dos potenciais marcadores deste grupo poderia ser facilmente adaptada a kits de teste, uma vez que a sua deteção envolve a utilização de anticorpos policlonais ou monoclonais específicos. As técnicas de ensaio, bem como as da osteonectina e do N-propeptídeo, utilizam ELISA[57].

Vantagens:
- Alguns dos potenciais marcadores associados à atividade da doença
- São simples de utilizar
- Podem ser lidos após curtos períodos de tempo.
- Podem ser mostrados ao doente e relacionados com o local do dente afetado.

Desvantagens:
- A escolha do biomarcador mais adequado é difícil com o estado atual dos conhecimentos.
- Há dificuldade em determinar o local a amostrar e quando o fazer.
- Custo.

DESENVOLVIMENTO DE TECNOLOGIAS DE DIAGNÓSTICO NO LOCAL DE PRESTAÇÃO DE CUIDADOS DE SAÚDE COM BASE NA SALIVA

Os biomarcadores salivares, quer sejam produzidos por indivíduos saudáveis, quer por indivíduos afectados por doenças específicas, são moléculas sentinela que podem ser utilizadas para escrutinar a saúde e efetuar a vigilância de doenças. O investimento visionário do Instituto Nacional de Investigação Dentária e Craniofacial (NIDCR) na descoberta de biomarcadores salivares e o desenvolvimento contínuo de tecnologias de diagnóstico salivar abordaram o seu valor de diagnóstico para aplicações clínicas. Isto facilita o desenvolvimento e a introdução de testes de rastreio que podem ser efectuados pelos doentes em casa. A análise da saliva pode oferecer uma abordagem rentável para o rastreio de grandes populações. O desenvolvimento de microchips e plataformas microfluídicas para componentes salivares tem um grande potencial na utilização do fluido oral para testes no local de prestação de cuidados[58].

Sistemas microfluídicos e microelectromecânicos:

Trata-se de dispositivos integrados que incluem elementos mecânicos, sensores, actuadores e eletrónica num substrato de silício comum, desenvolvidos através da tecnologia de microfabricação. Estes sistemas utilizam amostras e volumes de reagentes reduzidos, juntamente com métodos de deteção integrados para efetuar análises. Os sete prémios centraram-se no desenvolvimento de tecnologias de sistemas microfluídicos e microelectromecânicos para medir proteínas, ADN, transcrições de genes (ARNm), bactérias, electrólitos e pequenas moléculas na saliva, para aplicações no local de tratamento de doenças humanas.

Herr et al. apresentaram um teste de diagnóstico clínico no local de prestação de cuidados que permite a quantificação rápida de um biomarcador de doença oral na saliva humana, utilizando um cartucho monolítico descartável concebido para funcionar num instrumento analítico compacto. Este método microfluídico facilita a análise da saliva em mãos livres, integrando o pré-tratamento da amostra (filtragem, enriquecimento, mistura) com imunoensaios electroforéticos para medir rapidamente o analito em amostras de saliva minimamente pré-tratadas. A medição rápida (<10min) dos níveis da enzima de clivagem do colagénio MMP-8 na saliva de indivíduos saudáveis e periodontalmente doentes pode ser conseguida utilizando 20 µl de saliva[59].

Com base nisto, foi desenvolvido um dispositivo de diagnóstico portátil denominado **"plataforma microfluídica integrada para diagnóstico oral"**. Foi relatado um estudo clínico inicial em que a plataforma microfluídica integrada portátil para diagnóstico oral foi utilizada para medir rapidamente (3-10 minutos) a concentração de MMP-8 e outros biomarcadores em pequenas quantidades (10 ml) de saliva.

Sistema Lab-on-a-chip:

Este sistema portátil, automatizado, fácil de utilizar e integrado permitirá a deteção simultânea e rápida de múltiplos alvos de proteínas salivares e ácidos nucleicos.

Um estudo relatou a aplicação de um sistema lab-on-chip para a medição concomitante dos biomarcadores salivares proteína C-reactiva, MMP-8 e IL-1β relacionados com a expressão clínica da periodontite. Este estudo demonstra que o resultado obtido com a abordagem lab-on-chip tem um limite de deteção cinco ordens de grandeza inferior ao obtido com o ensaio de imunoabsorção enzimática da proteína C-reactiva de alta sensibilidade (hsCRP). Os resultados do ensaio lab-on-chip foram lineares apenas para três ordens de grandeza, enquanto os do ELISA foram lineares apenas para duas ordens de grandeza. O procedimento do ensaio lab-on-chip demonstra um limite de deteção de 5 fg/ml e uma gama útil entre 10 fg/ml e 10 pg/ml[60].

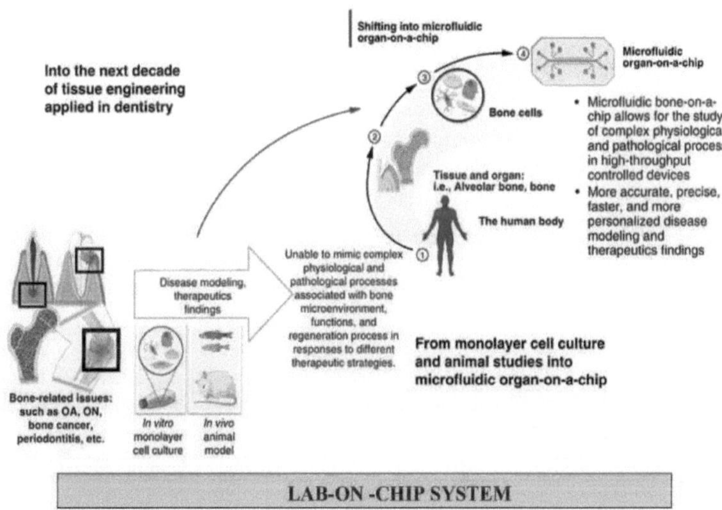

<u>CONCLUSÃO</u>

Os avanços na investigação periodontal básica transformaram a nossa compreensão de quase todos os aspectos do processo da doença periodontal. Estes desenvolvimentos traduziram-se em aplicações clínicas significativas, melhorando a forma como prevenimos, diagnosticamos e tratamos a doença periodontal. As literaturas mais antigas sugerem que a destruição periodontal não é um processo contínuo, apresentando períodos de exacerbação e remissão e também a existência de bolsas activas e inactivas. Os métodos tradicionalmente utilizados não fazem distinção entre estas fases. As técnicas tradicionais, como a sondagem, em que consideramos o sangramento como sinal para a identificação da inflamação gengival, estão fortemente ligadas à componente subjectiva do examinador. A variação na técnica de exame, como a variação na força de sondagem e no estado inflamatório da gengiva, leva a erros de interpretação. Assim, a introdução de uma nova geração de sondas ajudou a ultrapassar os problemas associados às sondas convencionais[61].

Os avanços substanciais na tecnologia dos geradores e detectores de raios X resultaram numa redução significativa da dose e numa melhoria da qualidade da imagem. No entanto, o conteúdo da informação básica das imagens radiográficas orais mudou muito pouco. Durante muitos anos, foram reconhecidas várias limitações no método radiográfico atual, tais como representações bidimensionais do osso alveolar e incerteza quanto à validade, exatidão e precisão das medições quantitativas. Foram relativamente poucas as novas tecnologias que surgiram para responder às necessidades do diagnóstico periodontal. A imagem digital foi considerada uma panaceia para muitas das limitações associadas à radiografia tradicional baseada em película.

Está disponível uma variedade de testes microbiológicos para a avaliação de doentes com doença periodontal. Cada um tem o seu próprio conjunto de vantagens e desvantagens. Os testes parecem ter a sua maior utilidade quando utilizados em pacientes com periodontite crónica agressiva que não respondem favoravelmente à terapia mecânica convencional. A principal limitação de todos os testes microbiológicos é que a informação obtida é relevante para os locais amostrados e pode não representar a microflora de toda a dentição. A importância do diagnóstico correto deve ser realçada para o tratamento adequado da doença e devem ser utilizadas técnicas de diagnóstico mais objectivas que reflictam a atividade da doença periodontal[62].

<u>REFERÊNCIAS</u>

1.	Carranza's Clinical Periodontology - 10th edition

2.	Garry G. "Compreender os testes de diagnóstico das doenças periodontais". J.Periodontol 1995; 66: 659.

3.	Gandhi JS. Re: William Osler: A life in medicine: Book review. BMJ. 2000;321:1087

4.	Lamster IB, Grbic JT. Diagnóstico da doença periodontal baseado na análise da resposta do hospedeiro. Periodontologia 2000. 1995 Feb;7(1):83-99.

5.	Offenbacher S. Doenças periodontais: patogénese. Ann. Periodontol. 1996;1:821-878.

6.	Dumitrescu AL. Noruega: Elsevier; 2006. Etiologia e Patogénese da Doença Periodontal.

7.	Loe H, Theilade E, Jensen SB. Gengivite experimental no homem. *J Periodontol.* 1930;1965(36):177-187.

8.	Alan M Polson, J max. Goodson. Diagnóstico periodontal. Situação atual e necessidades futuras. J. Periodontol 1985; 56: 25.

9.	Webber RL, UE Ruttiman. Erros de calibração na radiografia de subtração digital. J. periodont Res 1990; 25: 268.

10.	Barton M Gratt, Edward A Sickles, Grey Armitage. Utilização de Xeroradiografias dentárias em Periodontia. J Periodontol 1980; 60: 628.

11.	Lang NP, Orsanic, Joss. "Sangramento à sondagem um indicador de previsão para a progressão da doença periodontal". J Clin Periodontol 1986; 13:590.

12.	Hafagee, Socrancy. Temperatura subgengival em relação à futura perda de inserção periodontal. J Clin Periodontol 1992; 19:

13.	J.D. Manson e B.M.Eley. "Outline of Periodontics". 5th edition.

14.	Hans Goran, Kerstin, bethasda. "Um instrumento laser para medir o movimento dentário" J.Periodontal 1975;46:42

15.	Webber RL, UE Ruttiman, "Erros de calibração na radiografia de substracção digital" J.Periodont Res 1990; 25:268.

16.	J max. Goodson "diagnóstico periodontal. Estado atual e necessidades futuras" J Periodontol 1985; 56:25.

17.	M Aeppli, R. James "Measuring and interpreting Increases in probing depth and attachment loss" J.-Periodontal 1985; 5: 262-268.

18.	Sickles et al, "Use of dental xeroradiographs in Periodontics" J.Periodontal 1980;51: 11-22.

19.	GC Armitage "Depth force patterns in periodontal probing" J Clin Periodontol 1986; 13:126.

20.	M.Samuel, Bhat, Verma. "Sondas periodontais". JISP Vol No 1; 1998.

21.	Henry H, Kenneth, "Relação entre osso alveolar medido por 1^{125} absorciometria com análise de radiografias padronizadas técnica de Bjorn. periodontal 1982;53:311.

22. Polson, Zander. "Determinação histológica da penetração da ponta da sonda no sulco com uma sonda eletrónica sensível à pressão". J clin Periodontol 1980; 30: 470-484.

23. karim M, Birek P. "Controlled force measurements of gingival attachments level made Toronto automated probe using electronic guidance" J Clin Periodontol 1990; 17: 594-600.

24. W Schutte, "Periotest for measuring characteristics correlation with periodontal bone loss" J.Periodontal Res 1992;27.

25. Davis. Mark B. Synder, "The advantages of xeroradio-raphy for panoramic examinations of jaws and teeth". J. Periodontal 1977;48:467.

26. Ortman et al, "Relationship between alveolar bone measured by I-1 25 absorptiornetry with analyis of standardized radiographs". J.Periodontol 1982;53;307.

27. Rethman, Ruttiman. "Diagnóstico de lesão óssea por radiografia de sustração". J.Periodoiitol 1985;56:324.

28. Micheal S, Reddy. "Método radiográfico na avaliação da terapia periodontal" J.Periodontal 1989; 60:1078. WaLter Loesch. "Sondas de ADN e análise enzimática no diagnóstico periodontal". J. Periodontol 1990; 61:1102.

29. B.M. Eley. S. W. Cox. a. "Traditional clinical method of dianosis". British Dental Journal 1998;184:12-16. b. "Novos métodos clínicos de diagnóstico". British Dental Journal 1998; t 84:7174. c.. "Assessing potential periodontal initial biormarkers of disease Activity" British Dental Journal 1998; 1 84:109-113. d. "Potential microbiological Markers".British Dental Journal 1998; 1 84:161-166. e. "Potential inflammatory and immune markers". British Dental Journal 1998. 84:220-223. f. "Proteolytic and hydrolytic enzymes of inflammatory cell origin". British Dental Journal 1998; 184:268-271. g. "Proteolytic and Hydrolytic enzymes, with periodontitis". British Dental Journal 1998; 184:323-328. h. "Commercial diagnostic kits based on GCF proteolytic enzyme levels". British Dental Journal 1998; 184:373-376. i. "Potenciais marcadores de morte celular e degradação dos tecidos". British Dental Journal 1998; 1 84:427-430. j. "Potential markers of bone resorption". British Dental Journal 1998; 1 84:489492.

30. B Bebby Wells. Irona K. "Elastase as an indicator of Periodontal disease progression" (Elastase como um indicador da progressão da doença periodontal). J. Periodontol 1992;63:237.

31. Bruce philstrom "Medição do nível de fixação em métodos de sondagem de ensaios clínicos". J. Peribdontol 1992;63:1072.

32. Charles F. Vannier M. "Morbidade da doença periodontal e validação da medição da perda óssea alveolar e do defeito vertical, diagnosticando a partir da asa de mordida digital". J. Periodontol 1990;61:623.

33. Darothee M. Carl L. "Measuring and interpreting increases in probing depth and attachment loss". J. Periodontol 1985;56:262.

34. Leung A. Taggart, Perry, "Comparação entre sonda convencional e sondas

manuais reguladas por pressão". J. Periodontol 1994;61:149.

35. Lu Anderson, Gregory P. "Bacterial concentration fluorescence immunoassay for the detection of periodontopathogens in plaque". J Periodontol 1992;63:367.

36. Roy C Page. "Testes de resposta do hospedeiro para o diagnóstico da doença periodontal". J.Periodontol 1992; 63:611.

37. Hans R, Mans Hagen. "Um instrumento laser para medir o movimento dentário". J. periodontol 1975:46:421.

38. joy B Osborn, Beverly A. "Comparação da variabilidade da medição em indivíduos com periodontite moderada utilizando uma sonda periodontal convencional e de força constante". J. Periodontol 1992;63:283.

39. Hossien et al, "Fiabilidade de tiras estreitas padronizadas em periotron". J. Periodontol 1985;56:686-710.

40. Lang P. Bragger. "Diagnóstico periodontal" j. Clin. Periodontol 1991; 18:370.

41. Marjorie K. Jeffcoat. "Métodos radiográficos para a deteção de perda óssea alveolar progressiva". J.Clin.Periodontol 1992;63.367.

42. Larry W,Fisher.Bowers R. "Connective tissue associated proteins in crevicular fluid, potential markers for periodontal disease" (Proteínas associadas ao tecido conjuntivo no fluido crevicular, potenciais marcadores de doença periodontal). J Periodontol 1989;60:448.

43. Kenneth L Kalkwarf, Wayne. "Comparação da sondagem periodontal manual e controlada por pressão". J. periodontol 1986;57:46.

44. Russel. Nisengard. Mikulski."Development of rapid latex agglutination test for Periodontopathogens". J. Periodontol 1992:63:611.

45. Gardener M.Warbington. "Neutrophil surface protein markers as indicators of defective chemotaxis in LJP". J. Periodontol 1990;61:180.

46. Ward Loesche et al. "Multicenter clinical evaluation of chair side method for detecting certain periodontopathic bacteria in periodontal disease" (Avaliação clínica multicêntrica do método de deteção de determinadas bactérias periodontopáticas na doença periodontal). J. Periodontol 1990; 61 -189.

47. Saenders.A.J. Plashert A.J. "A computer aided image analysis system for area measurement of tooth root surface area". J. Periodontol 1990;61:275.

48. Ward J. Loeshe. "Atividade semelhante à tripsina na placa subgengival, um marcador de diagnóstico da doença periodontal por Spirochetes". J. Periodontol 1987, 58:266.

49. Listergarten e Max. "Testes microbiológicos no diagnóstico da doença periodontal". J. Periodontol 1989;60:448.

50. Mc Cullob. "Enzimas hospedeiras no fluido crevicular gengival como indicadores de diagnóstico da periodontite". J. clin. periodontal 1994;21:497.

51. Miglani.D.C. "Studies of salivary phoshatases on the possible relation between salivary alkaline phosphatases activity in gingival inflammation". J. Periodontol 1974;45:511.

52. B, Lamster Tra. "Lactato desidrogenase, Beta glucornidase e atividade das aril

sulfatases no fluido crevicular gengival associado à gengivite experimental". J. Periodontol 1985; 56:139.

53. Joy Osborn Beverely Huso. "Comparação da variabilidade de medição utilizando uma sonda periodontal padrão e de força constante". J. Periodontol 1990; 61:497.

54. Amali Scuteri et al. "Teste de Epsimer. Uma nova técnica de teste antimicrobiano para a suscetibilidade periodontal de microrganismos". J. Periodontol 1992;63:576.

55. Waren. H. Patric D. "Identification of fluorescent antibodies in periodontitis" (Identificação de anticorpos fluorescentes na periodontite). J. Periodontol. 1974; 45:853.

56. Toto et al. "Crevicular fluid osteonectin and pyridinoline crosslinked carboxy-terminal telopeptide of type 1 collagen as markers of rapid turnover in periodontitis". J. Clin Periodotology 1995;22:903.

57. Jentsch H, Sievert Y. "Lactoferrin and other markers from gingival crevicular fluid and saliva before and after periodontal treatment" (Lactoferrina e outros marcadores do fluido crevicular gengival e da saliva antes e depois do tratamento periodontal). J Clin Periodontol 2004; 31: 511-514.

58. Gibbs Y "Precisão dos níveis de fixação da sonda utilizando a sonda CEJ versus sondas tradicionais". J Clin Periodontol 2004; 31:173-176.

59. André Mol. "Método de imagiologia em Periodontologia". Periodontologia 2000, Vol. 34, 2004, 3448.

60. Peter M. Loomer. "Testes de diagnóstico microbiológico no tratamento de doenças periodontais". Periodontologia 2000, vol. 34, 2004, 49-56.

61. Claudia Mutters A. "Real time polymerase chain reaction detection and quantification of bacteria in periodontal patients". J Periodontol 2005; 76:1542-1549.

62. Lei Zhang, Bradely S. Henson, Paulo M. Camargo & David T. Wong. "O valor clínico dos biomarcadores salivares para a doença periodontal". Periodontologia 2000, vol. 51, 2009, 25-37.

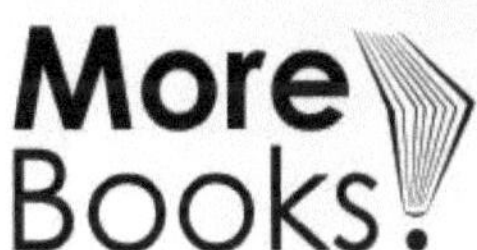

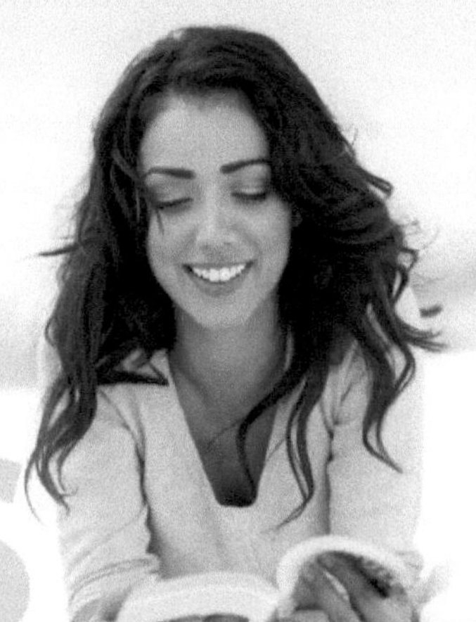

I want morebooks!

Buy your books fast and straightforward online - at one of world's fastest growing online book stores! Environmentally sound due to Print-on-Demand technologies.

Buy your books online at
www.morebooks.shop

Compre os seus livros mais rápido e diretamente na internet, em uma das livrarias on-line com o maior crescimento no mundo! Produção que protege o meio ambiente através das tecnologias de impressão sob demanda.

Compre os seus livros on-line em
www.morebooks.shop

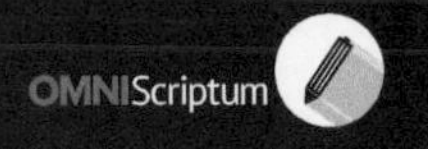

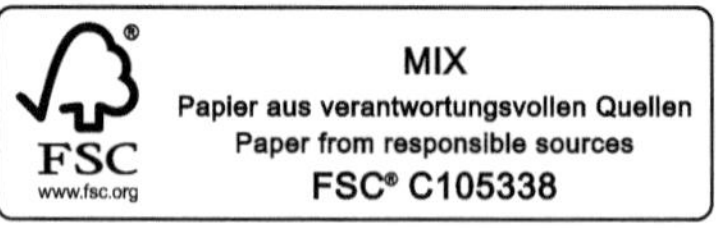

Printed by Books on Demand GmbH, Norderstedt / Germany